趣味人体手册

李 哲◎编著

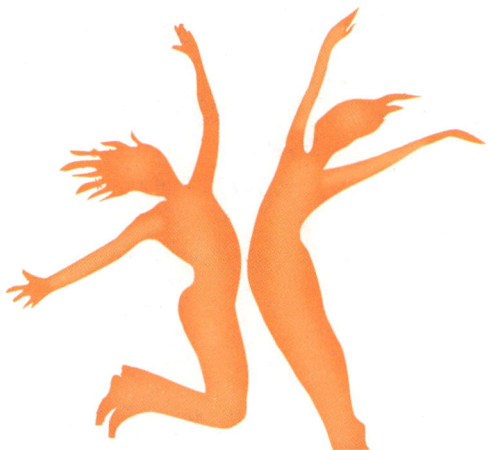

中国中医药出版社
·北京·

图书在版编目（CIP）数据

趣味人体手册/李哲编著. —北京：中国中医药出版社，2013.1（2013.8重印）

ISBN 978 - 7 - 5132 - 1204 - 5

Ⅰ.①趣… Ⅱ.①李… Ⅲ.①人体—普及读物 Ⅳ.①R32 - 49

中国版本图书馆 CIP 数据核字（2012）第 250210 号

中国中医药出版社出版

北京市朝阳区北三环东路 28 号易亨大厦 16 层

邮政编码 100013

传真 010 64405750

北京缤索印刷有限公司印刷

各地新华书店经销

*

开本 787×1092 1/32 印张 7.25 字数 96 千字

2013 年 1 月第 1 版 2013 年 8 月第 3 次印刷

书 号 ISBN 978 - 7 - 5132 - 1204 - 5

*

定价 19.00 元

网址 www.cptcm.com

社长热线 010 64405720

购书热线 010 64065415 010 64065413

书店网址 csln.net/qksd/

官方微博 http://e.weibo.com/cptcm

内容提要

本书分趣味篇和知识篇两部分。趣味篇从解剖学的角度阐释了生活中遇到的很多司空见惯的生理现象，如睡觉打呼噜是怎么回事？"鸡皮疙瘩"是谁来控制？通过骨如何辨别性别、身高和年龄？知识篇主要是介绍人体运动系统、消化系统、呼吸系统、泌尿系统、生殖系统、循环系统、内分泌系统、感官、神经系统的有关知识；这些系统之间千丝万缕，每个系统又独立有个性。由于内分泌系统和神经系统颇繁琐，故未在本书详细阐述。

前　言

　　人体结构之精巧、安排之紧密、功能协调之完美、外表匀称之美感，在自然界中都是无与伦比的；我相信，在这个世界上没有什么比人体更让人着迷、更能吸引众多人去研究的。每一个人体都是自然界最高水准的杰作，每一个人体都是那么的妙趣横生；然而，这样美的人体，却同时是我们了解最少的。

　　了解人体，就是了解自我。德国的费瑞兹·卡恩有几幅画作是把人体每个器官和部位都想象成了复杂的工厂，我们要了解人体，也需要把自己想象成一座庞大、功能齐全的工厂，而这个工厂主要是由运动、消化、呼吸、泌尿、生殖、循环、内分泌、感官、神经等九大系统来完美协调运作的。

　　写这本《趣味人体手册》其实是一个意

外，由于我的"人体解剖教学"微博的开设，让我认识了很多志同道合的同行和朋友，尤其要特别感谢中国中医药出版社王利广编辑给予我的信任和耐心。通过与各位的交流，我对人体解剖学有了更深入的理解和洞察，也更深切地感受到大众对人体的了解很多处于模糊状态，甚至很多人对手机和电脑的了解都远远超过对自己身体的了解。普及人体科普知识的意义由此显得更加重要与紧迫。

我更希望，读这本书的朋友，能在繁重的课业之余，或是劳累的工作之余、退休闲暇之余，获得一些人体知识和乐趣。由于本人能力有限，书中难免不尽如人意之处，望读者通过我的新浪微博"@李哲教你学解剖"（http://weibo.com/lizhegdmc）直接批评指正。

李 哲

2012 年 10 月 23 日

目 录

趣味篇

人体结构神奇数据 …………… 2

人体之最 …………………… 8

为什么睡觉的时候闭眼睛 ………… 9

"鸡皮疙瘩"是怎么回事 ………… 11

"怦然心动"到底是谁来控制 …… 13

饿的时候为什么会出现头晕、

　目眩、心慌慌 ……………… 15

眉毛活动由谁来控制 ………… 16

是谁让我们心惊肉跳 ………… 22

高跟鞋的美与丑 ……………… 28

人体是否对称 ………………… 33

人类会变色吗 ………………… 35

打呼噜的解剖学基础 ………… 39

I

打哈欠的解剖学基础 …………… 43

医学院"大三"综合征 ………… 45

辨骨追源——性别篇 ………… 47

辨骨追源——身高篇 ………… 59

辨骨追源——年龄篇 ………… 69

知识篇

人体有九大系统 ……………… 86

人体支架——骨 ……………… 102

运动的原动力——肌肉 ……… 112

人体的运动枢纽——关节 …… 117

人体最坚硬的器官牙齿 ……… 119

人体的搅拌机——舌 ………… 124

人体化工基地——肝脏 ……… 129

人体第二大消化腺——胰腺 … 133

人体的"苦水"仓库——胆囊 … 137

人体变形金刚——胃 ………… 141

人体营养吸收管道——小肠 … 150

气体吐故纳新的场所——肺脏 … 154

人体自然杰作——鼻腔 ………… 159

嗅区嗅出人间几千味 …………… 166

呼吸和发声的门户——喉 ……… 169

人体血液过滤器——肾脏 ……… 174

人体储水罐——膀胱 …………… 179

人体的下水管道——输尿管 …… 183

人体排尿终端——尿道 ………… 185

孕育子女的宫殿——子宫 ……… 188

卵子孵化基地——卵巢 ………… 193

孕育生命的另一半

　　——睾丸和附睾 …………… 195

世界最好的动力泵——心脏 …… 199

人体的生命线——血管 ………… 203

人体"侦察兵"——眼睛 ……… 206

听声音辨方向——耳朵 ………… 214

趣味篇

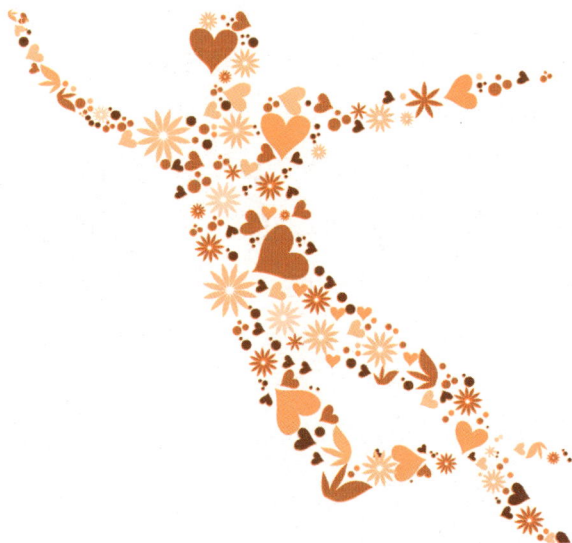

人体结构神奇数据

（1）骨骼：成人有 206 块骨，堪称工程奇迹，它们大小和形状各异，有大有小，有硬有软，有长有短，有扁的，有不规则的。骨骼分量轻，可减弱重力的影响，并且足以支撑超过人体 20 倍的重量。

（2）血管：如果把人体内遍布全身的血管都连接在一起，可达 9～12 万公里，其中毛细血管的长度约 9 万公里，成人血管里的血液约有 4～5 升，占人体重量的 7%，每天可产生约 10 亿红细胞。

（3）头发：一个成年人的头发平均有 10～15 万根，金发者约有 14～15 万根，黑发者约有 12 万根，红发或棕发者约有 9 万根。每根头发的生命期限大约是 2～6 年。头发由一种超乎寻常的材料生成，它的强韧度可以这样形容：2000 根头发集成一束，就能轻松承受 30 公斤的重量！理论上讲，按一人平均 10 万根头发计算，足能承受 1.5 吨的重量。我们平均每天脱落的头发数量是 50～100 根，不过不用担心，新的头发很快就会生长出来。头发的颜色取决于体内的黑色素，拥有黑色或棕色头发的人比金发碧眼的人含有的黑色素要多；随着年龄的增长，人体黑色素水平会降低，头发也就慢慢地变成了白色或灰色。无论你是粗发、细发，还是直发、卷发，这主要取决于个人的毛囊。

（4）站立：很多人都参加过军训，其实人站立不动比走路还要吃力，因为想站稳，需集合身体上 300 多个肌肉共同参与。除了这些，还因为肌纤维的成分不同，在人体中白肌纤维远多于红肌纤维，白肌纤维主要让人产生力量和爆发力，而红肌纤维是让人保持耐力。

（5）呼吸：成年人平静时呼吸 12～20 次 / 分钟。每次吸入和呼出的气体量，大约有 400～500 毫升，其中含有 100 毫升的氧气。按每分钟 12 次计算，呼吸空气约 6 升，一天呼吸量可以达到 8000 多升。活到 80 岁，依然按每分钟 12 次计算，一天呼吸 17000 多次，一年 630 多万次。所以保护空气环境，就是在保护我们自己。

（6）肺脏：构成其最重要的结构为肺泡，而吸气的时候一个肺泡大小也仅只有250微米左右，相当于1粒小米的1/10大小甚至更小。成人肺脏共有约3～7.5亿个肺泡，总面积平均70～100平方米。

（7）大脑：如果将大脑的新陈代谢转换成能量，相当于一个20瓦的灯泡。当一个物体映入我们的眼帘，大脑只需要反应0.002秒。大脑表面称为大脑皮质，若将褶皱全部展开，面积可达2200平方厘米，大小正好相当于一张报纸，但只有1/3可以在表面看见。人脑只占体重的2%左右，但每分钟进入脑组织的动脉血达800～1200毫升，约占全身血流量的15%～20%，每分钟脑的需氧量为500毫升左右，耗氧量也是相当惊人，约占人体总需量的20%。大脑每天需要消耗100～150克糖。

（8）消化液：包括唾液、胃酸、肠液、胆汁等，成年人每日可分泌消化液达6～8升。成人每日分泌的唾液为1～1.5升，其中约有99.4%是水；成人每日分泌的胃液约为1.5～2.5

升；成人每日分泌的胰液约为 1 ~ 2 升；成人每日分泌的胆汁约为 0.8 ~ 1.0 升；成人每日分泌的小肠液为 1 ~ 3 升。

（9）汗腺：遍布全身皮肤，而以手掌、足底部最多。而手掌的汗腺每平方厘米可达 370 个左右，所以手掌比足底更容易出汗。

（10）说话：普通的人平均每天说话的时间在 1 小时左右，若将一生说话的时间加以统计，可达 2.8 年。如果变成文字，足抵 1000 本 400 页以上著作。如果是从事教育工作的教师，或主持人、电话销售员等，还要比这个数字大几倍甚至十几倍。

（11）吃饭：一个人一生中吃下的食物可达 40 吨。

（12）听觉：人耳能感受的声波频率范围是 20 ~ 20000 赫兹，以 1000 ~ 3000 赫兹最为敏感。但有些动物，如家兔达 50 千赫，蝙蝠可达 150 千赫。

（13）视觉：人有 70% ~ 90% 的信息是来自于眼睛。在天黑之后 1 分钟，人眼对光的敏感性可增加 10 倍；天黑 20 分钟后可增加 6000 倍；天黑 40 分钟后，达 25000 倍。还有更神奇的，在漆黑的夜晚，人站在高高的山顶可看见距离 80 公里远一根火柴发出的光芒；当物体折射的光线进入人眼只需 0.002 秒即可识别。

（14）嗅觉：长期以来，在人类所有感觉中最神秘的当属嗅觉。但是人的嗅觉和狗比起来，是远不如狗的。狗的嗅觉极为灵敏，对酸性物质的嗅觉灵敏度要高出人类几万倍，狗鼻腔上部表面有许多皱褶的嗅黏膜，如德国牧羊犬为 150 平方厘米，而人类仅 0.5 平方厘米。狗的嗅黏膜内有大约 2 亿个具有嗅觉功能的嗅细胞，是人类的 40 倍。

（15）味觉：在人的舌头上有几个叫做乳头的结构，在乳头的上面有一个结构称为味蕾。以一般成年人而言，味蕾的数量总计约 10000 个，每个味蕾有大约 50 个味觉感受器。随着年龄增长，味蕾的数量会减少，造成味觉衰退。到了 70 岁的时候，味蕾大概只剩下一半。

（16）心脏：心脏一次送出血液 80 毫升，而一分钟约跳动 70 次，80×70=5600（毫升），一天累计大约有 8000 升，相当于汽油桶 40 桶的容量。而剧烈运动时，心脏每分钟可以射出血液约 16 升。

（17）肾脏：我们每天会排泄相当于 2～3 大瓶啤酒的尿液，这些尿液正是由肾脏所制造的。每天约有 16 吨的血液流入肾脏。肾脏一天要过滤出的量约 180 升，相当于 1 汽油桶的量。如果所有的量都变成尿液，那我们可要拼命上厕所才行。实际上一天排出的尿液大概 1.5 升，约是过滤量的 1%，其余的 99% 都会再利用。这 180 升被过滤的原尿中，仍含有对身体有用的葡萄糖、氨基酸、维生素等，这些会与水分一同再次被人体吸收利用。

（18）精子：精子与精液一同射出，一次射精量为 3～5 毫升，每 1 毫升的精液含有 5000 万～1 亿个精子。即便是 5000 万，看起来也是相当惊人的数字，通常一次射精会释放出 2～3 亿个精子。睾丸一天可生产精子约为 3000 万个。

（19）神经：神经的传导速度为每秒 50～70 米，总长度约为 72 公里。

人体之最

（1）人体最大最长的骨是大腿的股骨。

（2）人体最小的骨是耳朵内（中耳）的听小骨。大小和大米粒相仿，共6块，每侧3块。

（3）人体最大的肌肉是大腿的股四头肌。

（4）人体最长的肌肉是大腿的缝匠肌。

（5）人体最小的肌肉是耳朵内的镫骨肌。

（6）人体最宽阔的肌肉是背阔肌。

（7）人体跨越关节最多的肌肉是竖脊肌。

（8）人体最表浅的肌肉是颈阔肌和掌短肌。

（9）人体肌纤维走向最复杂，运动最灵活的器官是舌头。

（10）人体最长的韧带是前纵韧带。

（11）人体最硬的器官是牙（准确地说应该是牙釉质）。

（12）人体器官形态变化最大的是胃。

（13）人体最大的消化腺体（外分泌腺）是肝脏。

（14）人体最大骨性孔裂是枕骨大孔。

（15）人体最大的器官是皮肤。

（16）人体最长的浅静脉是大隐静脉。

（17）人体最大的籽骨是髌骨。

（18）人体最灵活的关节是肩关节。

（19）人体最稳固的关节是髋关节。

（20）人体最大最复杂的关节是膝关节。

（21）人体最重要的生命中枢位于延髓。

（22）人体最大的内分泌腺是甲状腺。

（23）人体最大的淋巴器官是脾。

（24）人体最粗的动脉是主动脉。

（25）人体最粗的静脉是下腔静脉。

（26）人体内分布最广，分类最多的是结缔组织。

为什么睡觉的时候闭眼睛

看到这个题目，大家觉得这是常识，哪有

人睁着眼睛睡觉啊？其实我们就是要通过解剖生理学的知识解释一下，这种平常的不能再平常的生理现象。

其实人类很多的生理现象归到根源都是神经系统，也就是所谓的大脑。大脑对人的控制其实有两种模式：①意识控制，如肢体的活动；②非意识控制，如心跳、呼吸、胃肠的蠕动等。所以人体一直都是处于动态平衡当中，其实就是所谓的抑制和兴奋之间的平衡。二者之间必须要协调好，如果不平衡人就会出现一些病态的特征，但是这种病态特征不会轻易出现，因为人的高级神经系统工作是相当严密的，而且调控的精确度接近完美。所以大脑不能无休止的工作，需要休息。而人体的休息，并不是意味着全身所有器官都休息，有的是完全休息，有的是不完全休息，比如我们的骨骼肌属于完全休息，而内脏器官的工作就会减慢，但是有些也会加快工作。控制我们睁眼和闭眼的肌肉就是骨骼肌，人通过闭眼的方式，可以有效地切断外界光线的干扰，反之则会扰乱自己的睡眠。所以闭眼睡觉是大脑对机体本身的一种保护性措施。但是在生活中，总会遇到一些人睡觉的时候眼睛没有完全闭合，而是留出了一个小缝隙，其实这没有什么，只是控制上眼皮的肌肉每个人会有些差别，虽然没有完全闭合，但也有效地切断了外界光线的干扰。

"鸡皮疙瘩" 是怎么回事

人在寒冷的环境中或者处于恐惧的环境中时，皮肤会出现像鸡皮般的突起，俗语叫做"鸡皮疙瘩"。但并不意味着只有上述两种条件才会让人产生"鸡皮疙瘩"。比如寒战的时候并非都是寒冷的环境，有时候体温升高也会出现，例如感冒时候的瑟瑟发抖。

既然是在皮肤表面形成的"疙瘩"，必然和皮肤有着紧密的联系，所以只有解开皮肤构造的面纱才可以彻底了解"鸡皮疙瘩"从何而来。皮肤由 3 层结构构成。第一层：表皮，外面为透明的角质层，此层相对较硬起到了对下层组织的保护作用。第二层：真皮，不规则的中等致密的柔软的结缔组织，真皮对表皮的生存至关重要，而且此层有丰富的神经末梢，能感受皮肤受到的各种刺激。第三层：皮下组织，比较疏松多含脂肪，含有丰富的浅血管和神经。在皮肤的表面每个人都附有大量的汗毛，皮下还有很多的汗腺、皮脂腺、竖毛肌，这些叫做皮肤附属器。强大的汗腺可以有效地排解人体的热量，以达到降体温的作用。

而能够让汗毛立起来的就是竖毛肌，但汗毛是否能立起来并不是我们主观意识能够调控的，比如说人的肌肉分骨骼肌、心肌和平滑肌，骨骼肌属于意识调控的肌肉，只要是正常状态下，我们可以随意地让骨骼肌做出运动。主要配部在我们头顶，颜面部、颈部、躯干和四肢。而心肌和平滑肌就属于不受人意识控制的肌肉，心肌是构成心脏的肌肉，而人的胃肠道、血管、竖毛肌都属于平滑肌，所以"鸡皮疙瘩"是不会随着人的主观意识"大起大落"的。

当人受到寒冷、恐惧刺激的时候竖毛肌

就会收缩，而这种收缩作用就会让汗毛把其周围的皮肤牵拉起来，就好像"掐人"的感觉，"鸡皮疙瘩"由此诞生。此时收缩的竖毛肌还会促进皮脂腺的分泌，就好像给皮肤上了一层保护液，由于油脂的导热性能较差，所以对防止体温的散失也起到了一定的保护作用。如果从进化的角度来分析竖毛肌的作用，主要是一些动物为了威慑对方的一种表现，有些动物可以通过自身的体毛竖立来逼退侵袭的动物。而人已经完成了高级进化，也就是说人正在朝着一个"裸体"的进化模式发展，所以"鸡皮疙瘩"的现象只是在进化的长河中遗留下来的调节机制。

"怦然心动"到底是谁来控制

"怦然心动"就是指心脏快速的跳动，尤其在紧张、兴奋、愤怒、恐惧、激动的时候体现的尤为明显，此时人可以有意识的感知到自己的心脏跳动，因为平静状态下一般是感知不到心跳的。其实这种现象和心脏本身的关系并不大，而是控制心脏的神经和激素的共同作用。这个要从管理心脏的神经说起，在人体中管理内脏器官运动由交感神经和副交感神经支配，心脏也不例外。但是此类神经是不受意识所控制的，当大脑产生上述情绪的时候，也会让其兴奋，而交感神经兴奋的结果就是让心脏有了加快跳动的能力。但是单纯的神经控制也很难完成"怦然心动"感觉，必须要有激素的参与，而控制心跳很重要的激素就是肾上腺分泌的激素，肾上腺位于肾脏的上端，就好像是肾脏的一顶小帽子，但是这个腺体和肾脏本身并没有太多的联系。肾上腺分泌的激素主要是肾上腺素和去甲肾上腺素。尤其当情绪出现较大波动的时候，肾上腺就会受到调控，分泌开始活跃，将其释放出的激素经过血液和交感神经传递给心脏，从而加速了心脏跳动的速率，这才让我们有了"怦然心动"的感觉。

但并不是每个人都适合有"怦然心动"的感觉，尤其对于有心脏病和病情较严重的人，这种感觉一旦形成有可能致命，即所谓的"致命一击"，所以心脏病患者要非常注意自己情绪的调节，尽量让自己保持一个平和的心态。

饿的时候为什么会出现头晕、目眩、心慌慌

记得上大学的时候有一个饭店的名字叫做"饭是钢"，说明进食对人的重要性，其中有一点尤为重要就是要保证人体血液中血糖的浓度，因为血糖就是人体的燃料。如果燃料不足，人的动力也就不足了。

血糖就是人体血液中的葡萄糖，它是食物经过消化系统的层层分解和吸收最终进入血液的，是细胞的主要供应能量来源。在细胞中葡萄糖得到有效的分解之后释放出能量，这样人就有了力量，而且人体对血糖是有一定储备的，而储备的仓库就在肝脏和肌肉中，当血糖浓度变低的时候，就会动用这些"储备粮"来维持人体所需的能量。但是储备毕竟是有限

的，尤其是作为人体耗能大户的大脑，当血糖浓度低的时候就不会很好的执行工作了，此时会出现预警信号"头晕""目眩""乏力"，同时大脑本身对人体内脏神经的调控也会逐渐减弱，此时出现的体征就是心跳加快，出冷汗，可能还会出现哆嗦，尤其是手部的颤抖，如果不能及时补充能量，严重的可以导致休克、昏迷等后果。所以，肝脏有疾病的人更应该注意自己的饮食规律性。还有糖尿病的患者也应经常监测自己的血糖，因为此病有时候会出现低血糖症。

眉毛活动由谁来控制

　　人的眉毛个体差异比较明显，有长有短，有粗有细。眉毛对于人类非常重要的作用是有效分流从额部（脑门）留下的汗水，最大限度地防止含有细菌和盐分的汗液侵入眼内。

　　在解剖学中将能够执行丰富表情的肌肉称为表情肌（或称面肌），因为表情肌对皮肤的牵拉作用，使面部出现不同的皱纹和凹陷，会让人产生喜怒哀乐等各种表情。人每个表情的产生少则十几块肌肉参与，多则几十块肌肉，可谓团结和协同运动方能彰显表情。与"眉"相关的成语：横眉冷对、眉飞色舞、眉开眼笑、喜上眉梢、愁眉苦脸、扬眉吐气等等。只要稍加琢磨上述成语，就会发现眉毛和表情息息相关，由此可知对于面部表情丰富的人，眉毛绝对是一个极好的润色工具，完全可以让表情表达于细微之处。

常见的眉毛动作：扬眉，即眉毛向上移动；皱眉，两侧眉毛距离靠近。

和眉毛运动相关的肌肉

（1）颅顶肌：位于头顶，形似耳麦，中间为帽状腱膜，前后为肌肉，位于枕部皮下的称枕肌（或称枕腹），位于额部皮下的称额肌（或称额腹），止于眉部的皮肤，没有附着于骨的表面，额肌内侧缘一般在鼻根（两眼之间的部位）上方汇合在一起。如果额肌向上收缩，可扬眉和鼻根部的皮肤，这一动作常在仰视的时发生，也可见于恐惧和吃惊的表情。如果向下收缩，可使头皮向前移动，出现"抬头纹"，一般这样的横纹由 5～10 条大的横纹和数目不等的中等大小横纹交织在一起。神经支配：面神经颞支支配。

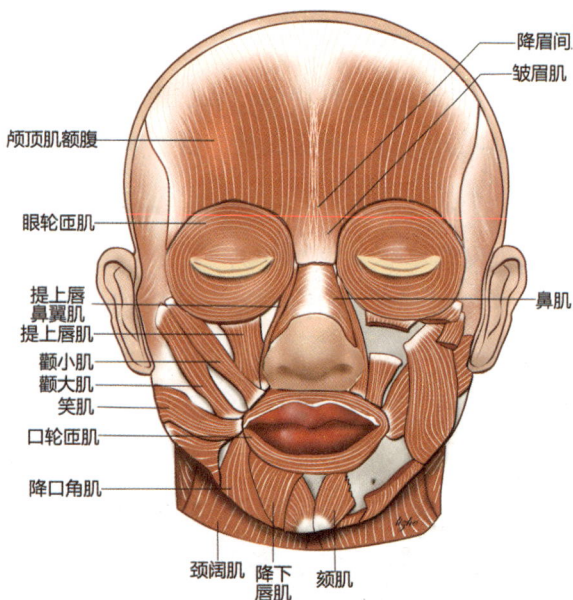

颅顶肌额腹

降眉间
皱眉肌

眼轮匝肌

提上唇
鼻翼肌
提上唇肌
颧小肌
颧大肌
笑肌
口轮匝肌
降口角肌

鼻肌

颈阔肌 降下
唇肌 颏肌

（2）皱眉肌：位于眉毛内侧端的一小块锥形肌，和眼轮匝肌协同运动可将眉毛拉向内下方，作用是避免眼睛受到强光照射，同时参与皱眉动作。此肌收缩可以在两眉之间产生纵向、垂直或斜向的皱褶，若该肌持久

收缩亢进就会形成明显的"川字纹",长约
2~4厘米,相距1厘米。神经支配:面神经
颞支支配。

(3)眼轮匝肌:环绕眼睛,对于睡眠和眨
眼必不可少。也是鱼尾纹形成的"罪魁祸首"。
神经支配:面神经颞支和颧支支配。

(4)降眉间肌:位于额肌内侧部的一小块
锥形肌,可将眉毛的内侧端下拉,参与皱眉和
双眉集中动作,同时有助于避免过强的光线。
神经支配:面神经颞支和颧支支配。

(5)降眉肌:与眼轮匝肌分界不清。

总之,运动眉毛的肌肉有眼轮匝肌、额
肌、皱眉肌、降眉间肌。眼轮匝肌收缩使眉毛
下降和缩紧(皱眉、降眉、紧眉),皱眉肌收
缩使眉毛(主要是眉头)向中央和向下运动
(皱眉、降眉),额肌收缩使眉毛上提(扬眉)。
由于眉头有皱眉肌限制,扬眉时以眉毛中外侧
上提为主,眼轮匝肌和皱眉肌有协同作用,而
与额肌作用相反。

人类的两眉同时运动并不稀奇,稀奇的是
有些人可以让一侧眉毛单独扬起。这其实也好
理解:额肌是左右各1块,只在内侧缘下端融

合；降眉肌则是左右各 2 块。左右肌肉分别接受同侧面神经支配，也就是说，左右眉毛的运动不同是有解剖学基础的。

单侧扬眉的技能常常是后天训练所得。不过也有一种情况大家可能不容易想到，就是避免强光入眼。其实，所有这些和眉相关的肌肉最重要的功能都是避免强光直射入眼——在黑暗的环境中突然射来一束强光，人们会下意识地皱眉；而如果光线从斜方向进入，很多人就会单眼抬眉。《格氏解剖学》中认为，一般在鼻根的上方形成明显的垂直皱纹，就说明这个人很可能是长期暴露于强光下。不过这个说法尚无实验支持，可能只是一种推测。也许有人会问，为什么避免强光照射，人还要抬眉（因为抬眉必然会使眼睛变大，只是幅度大小不同而已）？这就和探奇心理或者和恐惧反应相关。眉毛只上扬一边还有种可能，就是不停刺激神经元，引起肌肉痉挛。但如果神经受到损伤过大，可能会导致面瘫，神经支配功能较紊乱，这时两边眉毛运动不对称虽不是故意为之，也会出现眉毛只上扬一边的情况。

面瘫小知识

人的表情肌主要归12对脑神经中的第Ⅶ对脑神经面神经支配。面瘫就是指此对神经出现问题。面瘫分两种：

（1）核上瘫（中枢型）：常见于脑血管意外和脑部肿瘤。指对侧（如左侧出现病变，表现为右侧面部出现问题）眼裂以下的表情肌和对侧的舌肌瘫痪，常表现为：瘫痪侧鼻唇沟消失，口角低垂并偏向患侧，流口水，不能做露齿和鼓腮等动作，伸舌时舌尖偏向病灶对侧。但是情绪的表达几乎不受影响，偶尔会出现表情肌的随意运动并没有受到累及，但是面部表情的运动可能会减弱或消失。

（2）核下瘫（周围型）：常见于贝尔麻痹或面神经炎。可导致同侧所有面肌瘫痪，临床表现为：瘫痪侧额横纹消失，眼不能闭合，口角下垂，伸舌时舌尖偏向瘫痪侧，食物残留于齿颊之间。

是谁让我们心惊肉跳

1960 年，美国耶鲁大学的狄嘎杜做了一个有名的实验：他将一对电极插入了一头公牛的杏仁体，外接能发出电信号的仪器来操控。随后狄嘎杜把公牛牵到室外，手持遥控器近距离的对公牛杏仁体进行电信号刺激。此时公牛突然暴躁，凶猛地向狄嘎杜顶来，他再发出停止刺激的信号，公牛突然止步并安静下来，刚才的怒火已荡然无存。这个实验充分说明了杏仁体控制情绪的功能，可引发情感反应，如愤怒和攻击。

而杏仁体损伤的患者，有能力体验开心、悲伤等其他感受，但就是不知道害怕。所以如果没有杏仁体，大脑中促使我们躲避危险的警报将荡然无存，从而无法短时间内躲避危险，甚至可能会靠近危险！

情感中的喜、怒、忧、思、悲、恐、惊等7种短暂、急剧发生的强烈情感称为情绪。杏仁体在人的恐惧、愤怒、焦躁等情绪中扮演着指挥中心的角色，杏仁体控制的情绪在评价环境事件意义（特别是环境刺激与效应增强间的联系）上具有重要作用。

杏仁体

又名杏仁核，解剖位置位于人类大脑底部，颞叶内侧，侧脑室下角前端上方，呈左右对称分布的两个形似杏仁状的神经元聚集组织。它赋予了我们每个行为以情感意味。

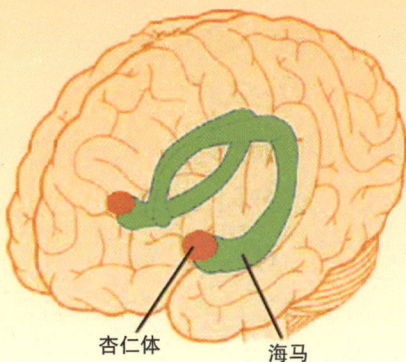

杏仁体　　　海马

1. 杏仁体与恐惧

恐惧的场景：突然看见非常害怕的动物；

夜晚独自在房间中听见怪异的声音；深夜行走于漆黑小巷突然闪出一个人影；在狂风暴雨之夜独自欣赏恐怖电影；到美国著名惊悚商业鬼屋"温彻斯特神秘屋"一游等。

杏仁体对判断惊恐信号起到关键作用。恐惧时，人眼往往会睁得很大，露出更多的巩膜（俗语称为眼白、白眼珠），据研究这也许是杏仁体认知恐惧的唯一信号。所以危险信号一旦形成，杏仁体就会以迅雷不及掩耳之势警示我们，外界环境刺激会立即通过眼和耳或其他途径，进入我们脑内一个叫做丘脑的结构。丘脑是人类的意识闸门，任何感觉（包括内、外环境刺激）要想进入大脑进行整合分析必经此处，它好比一座城市的邮局，外界信号好比信件，信件投递到邮局后，就开始分类投往各地。惊恐信号会经两个途径到达杏仁体：①快速途径：丘脑→杏仁体，立即使人产生本能防御，时间仅为 12 毫秒；②慢速途径：丘脑→皮质分析→杏仁体，皮质分析是一种记忆分析，它将看到或听到的信息与以往大脑曾经储存的信息进行比对，好比指纹匹配系统，分析之后将结果递呈给杏仁体。如果能够匹配，那么这种警示信号暂时不会继续增强；如果不能匹配，那么警示信号将会继续增强，随之产生生理应急反应，包括动作、内脏神经系统、内分泌系统等，激活这些系统之后人的表现为：身体僵呆、逃离现场、心跳加快、血压升高、呼吸缓慢、不停吞咽。而这些表现会在 1~2 秒内产生。杏仁体从警示信号发出到判断结束可谓一气呵成。总之快速路径无意识属于本能防御，慢速路径属于有意识的防御。

可以说，杏仁体能够增加人在危急环境下的生存机率。

"园素多怪异，人无敢居者"就是恐惧的真实写照。俗话说的"一朝被蛇咬，十年怕井绳""杯弓蛇影""风声鹤唳，草木皆兵"，这些都是杏仁体过度发达和灵敏所致。恐惧记忆一旦形成，会对人产生长久影响。因此，如果遭受巨大的灾难性事件，会产生恐怖记忆并引发消极情绪，这种噩梦般的记忆很可能会影响人的一生。

2. 杏仁体与愤怒

愤怒的场景：因为小事和别人产生摩擦；无故被上级责骂。

传入路径与产生的生理应激反应同恐惧。但是行为上略有差异：恐惧多是防御性的攻击或者逃离，而愤怒则可使人具有主动攻击性。这都是杏仁体发出指令的结果。

3. 杏仁体与焦躁

焦躁的场景：没有任何解释的飞机晚点起飞；有急事却打不着出租车等。

传入路径同恐惧路径，所产生的生理应激反应是累积的。除了正常情况之外，如自闭症（又称孤独症），因为有些患者焦躁处于较高水平，沟通上有困难，加上未能适应转变，所以比较容易受情绪或环境因素刺激，表现冲动或有伤害性的行为。据研究表明，自闭症患者杏仁体的神经细胞较正常人群少，但和杏仁体的关联程度还有待进一步证明。

4. 杏仁体和社交圈

据英国《自然·神经科学》杂志刊登报告说，美国东北大学等机构研究人员利用MRI（核磁共振成像）测量了58名志愿者大脑中杏仁体的大小，并以问卷调查的方式询问了他们的社交情况。结果显示，杏仁体越大的人，通常具有更大的社交圈子，两者之间存在明显关联。

朋友最多的志愿者，杏仁体大小约是朋友最少者的两倍，并且没有发现这种相关性受年龄和性别等因素的影响。

5. 杏仁体与醉酒

位于马里兰州贝塞斯达的美国国家酒精滥用与酒精中毒研究院的研究人员用 MRI 对 12 名健康的"社交型饮酒豪客"的大脑进行了观察。这些人被分成两组，一组是清醒者；另一组受试者静脉被注入酒精，使血液中的酒精浓度达到 80 毫克 /100 毫升（此浓度是英国与美国允许驾驶员达到的最高酒精浓度）。然后，向这些人显示惊恐的以及没有表情的脸部图像。

研究者发现，酒精彻底改变了大脑对这些图像的反应方式。清醒者看到惊恐脸谱的时候，MRI 显示杏仁体亮了起来，但在酒精作用下，其活动性差，对无表情的脸谱及惊恐表情的脸谱反应是一样的。这也许有助于解释为什么酒醉时会让人更外向、更大胆、更好斗，杏仁体被酒精损害了洞察危险的能力。

高跟鞋的美与丑

穿上高跟鞋，不是你想走就能走。高跟鞋使很多女性展现出了体态美，但是没有人真正知道女性为什么迷恋于它。虽然它令你增高的同时也增加自信与美感（用性感会更贴切），但是女性为高跟鞋付出的代价和鞋跟高度是成正比的。它会逐渐让你的足部问题加重，也会引发腿和腰背部的疼痛。所以穿上高跟鞋，好比刀就在脚下。

1. 穿高跟鞋与平底鞋的区别

（1）步态的区别：模特走 T 台，怎一个美字了得。但不是所有人都能走得那么自如，那么美感，区别在于我们穿平底鞋的步态是全脚掌面着地，而穿高跟鞋只有前脚掌着地。会引起我们臀部和腿部后群的肌肉紧张，由于这两个部位肌肉紧张，使得膝关节的弯曲时间和力度要比穿平底鞋的人大很多，因此有些女性穿着高跟鞋走起路来，看上去很别扭。

（2）平衡的区别：我们的脚底由2个支撑点位于前脚掌，1个支撑面位于厚实的脚后跟，就好比3条腿的板凳。当穿上鞋跟很细的高跟鞋时，就会使原来的支撑面变成一个支撑点，这就是为什么穿高跟鞋走路有时不稳的原因之一。因此要靠自己足够的平衡力来维持，才不至于摔倒，这种平衡的代价就是拇外翻和脚踝扭伤。

（3）脊柱负荷的区别：正常脊柱为"小S"型弯曲，可以很好缓解压力，减轻振动。但是当你踏上高跟鞋，脊柱就会变成"大S"，如果把脊柱比作弓臂，腰背肌比作弓弦，意味着为了维持身体的前倾，腰背肌就要长时间处于收缩状态，以增大脊柱弯曲和脊柱负荷作为代价，长此以往就会引发腰背痛。

（4）臀部的区别：因为步态的区别，为了适应高跟鞋带来的身体前倾，会使臀部的肌肉收缩的更厉害、更持久。因为骨盆的位置接近人体中心部位，重心也在其周围，为了矫正重心前移，臀部肌肉就要收缩以维持重心。

（5）膝关节的区别：长期穿高跟鞋可能会引发膝关节炎，患此病机率比不穿的人要高2

倍。穿高跟鞋引发大腿和小腿后群肌肉紧张，而两部位后群肌肉都可弯曲膝关节，长期穿会过度让膝关节运动，增加其负荷，尤其是髌骨（俗语称膝盖）与股骨下端关节面的摩擦，也会使小腿的胫骨和腓骨增加扭矩。无论细跟还是宽跟，膝关节承受负荷没什么区别。

（6）跟腱的区别：高跟鞋也会使小腿的肌肉紧张，先做个试验：只要把脚后跟抬起，你的小腿肚子就会变硬，说明肌肉在收缩，长此以往，就会让小腿肌肉变短，尤其是腓肠肌。从而会影响到脚后跟上方那根粗大的跟腱，由于肌肉变短，跟腱受力改变，易诱发跟腱炎。

（7）踝关节的区别：人的踝关节由胫骨、腓骨和距骨的关节面构成。而距骨的关节面是前宽后窄，而胫骨、腓骨下端之间的关节面凹槽宽度是恒定的，穿平底鞋时胫骨、腓骨下端的凹槽刚好镶嵌在距骨关节面前方比较宽的位置，踝关节比较稳定，不易扭伤。而穿高跟鞋就是使胫骨、腓骨下端的凹槽镶嵌在距骨关节面后方比较窄的位置，会很容易让小腿与足之间形成不稳定而左右晃动，极易扭伤脚踝。

（8）脚的区别：脚是人体重要的负重和运动器官。高跟鞋让前脚掌和脚趾着地，跟越高，前脚掌和脚趾所受的压力会越大。7～8厘米的鞋跟会使脚掌前面受力增加76%，当我们站立时，约1/3的负重位于我们脚掌的第1跖骨。而我们的足弓分为内外方向的一个"横弓"和前后方向的两个"纵弓"（内侧纵弓和外侧纵弓），可保证直立时足底支撑的稳固性。步行时，足弓吸收部分体重及步行时的能量，然后，在后跟离地过程中，将此能量转化为推动身体的能量。此外，足弓的弹性对身体重力下传和地面反弹力有着缓冲作用，同时还可保护足底的血管和神经免受压迫。所以穿上高跟鞋，意味着人为的改变足弓的这些位置和外形，使足弓承受过大的压力，不但容易导致疲劳，还阻碍足弓弹性作用的正常发挥。增加的压力除了导致疼痛之外还会导致脚趾的畸形，如蹄外翻、小趾囊肿、拇囊炎、黑格隆德氏病（跟腱滑囊炎）。

通过上述描述我们发现很多地方和古代缠足导致的脚部畸形很类似。

2. 高跟鞋也不是一点好处没有

（1）瘦臀：穿高跟鞋提臀是有道理的。因为臀部肌肉收缩，可增加臀部的弹性，从而改变臀型，如果想瘦臀或提臀，建议每天穿高跟鞋慢走 30 分钟左右就可以了，切不可操之过急。

（2）瘦小腿：行走运动的过程可使小腿肌肉不停地收缩和舒张，如果穿上高跟鞋就是意味着不行走也会收缩，所以每天适当的穿 30 分钟左右，慢走或者站立是有助于瘦小腿的。

（3）凹凸有致：其实原因很简单，人脊柱的胸曲向前凸，骶曲向后突，穿高跟鞋会使曲度加大。

3. 合理建议

高跟鞋尽量在一些特殊的场合穿，建议平时穿一般跟高在 2~3 厘米比较适合。高跟鞋前部过窄是非常常见的问题，不但挤压前足，影响足部骨骼的正常排列，而且，还会进一步改变前足弓的正常形态，损害相关肌肉、韧带的功能，有导致后天性平足的风险。此外，仅仅试穿的时候"合脚"并不是选鞋最理想的标准，因为步行时足各部的形状和尺寸会发生扩展、弯曲、伸长、收缩等各种各样的变化。因此，鞋必须能够适合这种变化。

目前，在室内外的站立和步行环境基本都是坚硬的水平面，难以刺激到足部所有的骨骼、肌肉和韧带，而穿高跟鞋就可想而知了。在类似爬山等野外活动中，足部需要适应不同的支撑面，使小腿、足部的所有肌肉都参与活动，刺激到足部所有的关节和软组织。所以，多做户外运动，不但对足的保健是好的，对身体其余的部位也是相当有益的。

总之，鞋是否舒适，只有自己的脚才知道。如果能够远离诱惑，你的脚和身体一定会感谢你的大恩大德。也可以把省下看病的钱，买自己喜欢的衣服穿。

人体是否对称

人单从外表看上去其实是很对称的，假如我们在身体的正中间画一条垂线，将人体分为左右相等的两半，耳朵、眼睛、两个上肢、两个下肢都是对称的。如果我们双手合十可以接近完美的吻合，对称意味着协调，尤其是对于低等动物而言是非常重要的，因为这可以有效的保持平衡，可以具有目的性的奔向目标，而这种奔向目标的方式往往需要直线快速到达，所以对称所赋予的平衡能力就不可小觑了。生活中很多的工具也都是秉承着对称的原则，如自行车、汽车等交通工具。

但是如果仔细观察自己的身体，我们的耳朵、眼睛的大小其实并不是完全相等，两个手臂、两个下肢也会有粗细的差别，只是这些差别不被我们日常所注意到。因为无论走路还是平时用手臂，人都有习惯性的一侧，这种习惯性就会让我们的肢体出现不甚明显的不对称。

如果我们从人体内部来观察，除了位置的不对称之外，功能也会出现不对称。我们人类的大脑是分为左右两个半球的，看上去是非常对称的，但两脑所执行的功能却有着明显的差别。我们的胸腔内有两个重要的器官，一个是呼吸的基本器官肺脏，另一个是大家非常熟悉的"人体发动机"心脏。肺脏从整体上看两侧的差别并不大，但是左边的肺脏是分成了2

叶，而右边的肺脏则分成了 3 叶，其实当肺脏充满气体的时候，两肺并不是等同的。心脏更不是位于胸腔的中间，它被两肺下端所夹持，而且 2/3 位于身体左边，1/3 位于身体的右边，对于一些体型偏瘦的人，我们可以在左侧的肋间隙触摸到心脏尖部的搏动。腹腔内的器官更是不对称，在腹腔的器官中具有成对的是肾上腺、肾脏、女性的卵巢和输卵管。不对称的器官如右边的肝脏，左边的脾，无论是功能还是个头的大小都有着很大的区别，胃大部分位于腹部的左边，只有小部分位于腹部的右边。小肠弯曲盘绕在腹部的中间，而大肠则盘绕在小肠的周围。

人类会变色吗

人会像变色龙一样随着环境的改变，通过改变自身的肤色来隐藏自己吗？无论是闲逛于闹市街头，还是深夜行路，我们所看见的人除了肤色的不同之外，不会发现谁可以因环境改变突然肤色改变，这种场景也只会出现在卡通漫画和儿童的幻想之中。

虽然人没有如此神奇的功能，但是人类确实有一个这样的腺体，有着类似的作用，它的名字叫做松果体。因为形似松子，故得此名。这个小小的人体结构，很多"门派"都对其有过描述，比如西医称为松果体，中医虽没有确切的名字，但位置描述还是比较靠谱的，位于两眉之间、印堂之后、百会之下，佛家称为识海，道家称为天眼，瑜伽称为脉轮。大家读完前面这几句，估计已经被这些美轮美奂、神乎其神的名字给吸引住了。其实松果体只是人的内分泌系统中较为重要的一个腺体而已。

提起褪黑素可能很多人都不是很熟悉，但是有句知名的广告词"今年过节不收礼，收礼就收脑白金"可谓响彻大江南北，其实"脑白金"就是褪黑素的商品名。1917 年，母牛的松果体萃取物被用来使青蛙的皮肤变亮。皮肤医学教授艾伦·本生·勒纳，在 1958 年分离并命名了褪黑素，并希望这个来自松果体的物质能够治疗皮肤病，但并没有预期的好。目前，对于褪黑素在人体中的功能依然不太清楚，一般将它作为昼夜节律性睡眠障碍的配药。

松果体隐藏于人体的大脑之中，位于背侧丘脑的后上方，其实从形态上它更像梨形，新鲜时呈灰红色，长约 8 毫米，宽约 4 毫米，重约 120～200 毫克。较早前的研究，一般认为松果体只是人类进化过程中的一个遗迹，可能没有多少功能意义。但是随着研究技术的逐渐深入和完善，发现其实这个小器官并不像我们想象的那么简单，现代解剖学中已经将其纳入内分泌系统，尤其是在生理学中更属于重点的内容。

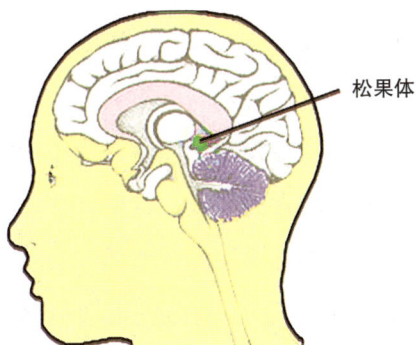

松果体

松果体的功能就好比是一台晚会的统筹，调节其他内分泌器官的活动，如垂体、胰腺、甲状旁腺、肾上腺、和性腺（男性睾丸，女性卵巢）的分泌，而这种调控更多的时候是抑制性的。而且松果体分泌褪黑素活动有着明显的昼夜节律变化。在暗环境中松果体是比较活跃的，反之就会抑制松果体的活动，所以松果体分泌的褪黑素和光线的强弱呈正相关，尤其是黄光和绿光的强度变化，一般松果体分泌的最高值在午夜这个时间段。

知道了这个特性，也就不难理解为什么一到了晚上我们就容易犯困的原因，所以白天睡觉很多人需要遮住阳光或蒙头睡眠或戴上眼罩，就是通过人为的因素来刺激松果体分泌褪黑素。但是松果体的发育好景不长，在儿童时期发育相当发达，一般在 8 岁左右就开始萎缩，成年之后就会有钙盐的沉着。而其分泌的褪黑素有着一个重要的功能就是可以有效地抑制垂体促性腺激素的释放，这个抑制作用关乎着儿童性早熟的生理问题。如果在儿童时期，松果体遭遇"不测"，就会发生性早熟这个不正常的生理现象。近些年发现，有些少年的青春期提前，可能和晚上活动多，光照增强导致松果体的分泌活动减弱有关。

据英法两国最新的研究成果，认为褪黑

素与 2 型糖尿病有直接关系，该发现有助于医生更加精确评估糖尿病所带来的风险。此文已刊发于英国《自然》杂志子刊物《自然遗传学》。

打呼噜的解剖学基础

"打呼噜"这个词是老百姓常用的词语，在医学中称为打鼾或睡眠呼吸暂停综合征。儿童中较少见，此现象在成年人中比较普遍，很多人听到打呼噜往往认为对方已经进入熟睡状态。如果偶尔出现的打呼噜大可不必在意，但是经常性的打呼噜，就要注意了。因为打呼噜会让人的睡眠出现反复的暂停，心跳加快，血液中的氧气含量减少，严重者会造成脑缺氧诱发的疾病。一般典型的打呼噜每晚少则 30 次，多则可达 300 次。

了解了上述这些，我们现在就要了解这个打呼噜的声音从何而来呢？其实声音的产生原理比较简单，就是通过振动而来。敲击金属、乐器等无一例外，如果人为地去按住这些已经被振动的物体，声音也会立即消失。

　　人的呼吸门户主要是两个鼻腔为主，在每一个鼻腔内有 3 个突出的鼻甲，而且在每个鼻甲的下方都有一条凹进去的鼻道，整体看鼻甲和鼻道宛如海浪。在鼻腔后方就是人体的咽峡，张开嘴巴可以看见一个倒立的"山"字，

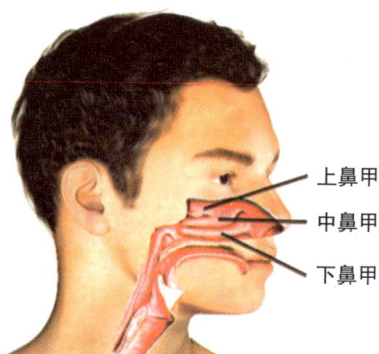

上鼻甲
中鼻甲
下鼻甲

鼻中隔：由筛骨垂直板、犁骨和鼻中隔软骨构成。

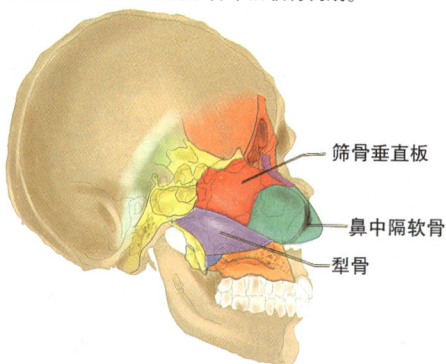

筛骨垂直板

鼻中隔软骨

犁骨

位于正中间悬吊的是腭垂，又名悬雍垂或"小舌头"，在其两边的为腭帆。顺着咽峡继续向下深入就是我们的喉部了，在喉部的最上端有一个可活动的小阀门，称为会厌。如果会厌关闭就会封闭我们的气流通道，如果开放就会有气流进出，在喉腔的内部就是我们人发声的源头"声带"，两条像皮筋一样的发白的结构，它不断的合上、张开。气流正是通过此处对其产生振动让人类有了声音（但并不意味着什么样的气流都会让声带振动），而声音会经过鼻腔内鼻甲、舌头和牙齿加以润色才有了美妙的语言。

对上述声音产生的原理以及基本人体结构了解是理解"鼾从何来"的根基。我们平常的时候，只要不想说话或者出声，气流会随着呼吸比较平稳的经过喉腔，并不会对声带产生振动。反之如果在整个呼吸的通道中任何一个地方出现阻碍或狭窄，或气流的流通比较大的时候就会触动这些有异样的部位，从而出现声响。如果在睡觉的时候出现，就是我们俗称的打呼噜，其实打呼噜是可以模拟出来的，只要用力吸气（很像平时有鼻涕的时候往里边吸的动作）就可以触动刚才我们描述的结构腭帆和腭垂，此时所出现的声响和打呼噜的声音几乎是一样的。

那为什么睡觉的时候有些人会发出打呼噜的声音呢？首先是体质关系，比如体态肥胖的人仰卧位睡觉时出现打呼噜，只要调整睡姿为侧卧位一般都可以有效避免。还和人的休眠机制相关，因为人处于睡眠的状态下，肌肉是放松的状态，不单单是我们的四肢的肌肉要放松，包括我们口腔内的肌肉也要放松，如果睡觉时用嘴大口大口地呼吸，这样强大的气流就会振动腭帆和腭垂，此时打呼噜的声音就会比较大。再如鼻甲的肥大、扁桃体的肥大，或鼻咽部的腺体发生炎症，都会造成呼吸通道的狭窄，狭窄意味着人在睡眠状态下本能地要张大嘴呼吸，就好比我们身处一个空气稀薄的环境。此时鼻甲、腭帆、腭垂对气流的异常都会产生振动而产生打呼噜的声音。如果鼻腔内分泌物不能及时清除，则会类似呼啸的声音。

打呼噜最大的危害就是容易造成呼吸暂停，同时引起患者夜晚睡眠不足，白天哈欠连天、委靡不振、疲惫不堪。

如果能够正确确诊以上病因，只要及时有效治疗都可以避免打鼾的折磨。

打哈欠的解剖学基础

打哈欠是每个人都会经历的生理现象，包括很多的哺乳动物都会有类似的现象，可以说从出生到终老都会伴随着你。其实打哈欠要从两方面看待，一方面是对身体有利，另一方面是对身体的预警。比如当我们清晨醒来的时候，有些人就会打一个哈欠，然后伸个懒腰，这种哈欠往往让我们全身得到进一步的放松。而当工作困顿或心烦疲惫之时都会不由自主的来一个哈欠，此时预示着人需要休息，尤其是要求大脑休息一下。

现在我们就来分解打哈欠的过程，其实是一个先深吸气然后再呼气的过程，时间大约持续将近 6 秒。这个过程中胸腔的容积会比平时增大，吸气促使胸腔容积变大，然后呼气再促使胸腔容积变小。所以打哈欠归根到底就是一个深呼吸的运动。而控制人类呼吸运动的是在神经系统中一个叫做延髓的结构，这是人的呼吸中枢，如果此处受损，将直接威胁人的生命。很多人认为呼吸是一个有意识的行为，其实呼吸可以说是完全自主的行为，只是我们可以有意识地进行一些简单的调控，比如深呼吸、急促的呼吸、屏气等，都可以轻而易举的做到。那为什么又说呼吸是自主行为呢？其实举一个简单的例子就可以说明，比如当我们睡觉的时候，没有人会意识到自己在呼吸，反之如果呼吸变成了有意识的行为，那我们将生活得很痛苦或者说根本无法生存。

人生存的环境是需要氧气来维持的，所以呼吸中枢并不是单纯而简单的操控呼吸这个看似简单的动作，还要对外界的环境做出适当的反应，尤其是对二氧化碳浓度超过人体阈值的时候。刚才上文提及的通过自己的主观意识屏住气，二氧化碳就会在体内存积，当达到一定阈值的时候，位于延髓的呼吸中枢就会预警，迫使我们重新呼吸，这就是为什么人无法通过主观意识屏气让自己窒息的简单原理。但是人的屏气时间差距还是比较大，一般普通的成年人屏气时间在30～60秒内。经过专业训练的潜水员屏气的时间多为5分钟左右。所以在疲劳困顿的时候，呼吸频率会慢慢地放缓和减弱，此时就会发生二氧化碳体内聚集，所以人这个时候是最容易打哈欠，打哈欠中深吸气的功能就是补充氧气。

医学院"大三"综合征

很多非医学人士听到这个病名可能还不太理解，但是在医学院学医的很多同学都深有感触，因为国内一般医学院校的教学模式是大学一年级和二年级学习专业基础的课程，如《系统解剖学》、《局部解剖学》、《生理学》、《组织胚胎学》、《病理学》、《病理生理学》、《药理学》等科目。进入大学三年级之后开始接触临床课程，如《诊断学》、《内科学》、《外科学》、《妇产科学》、《神经病学》、《儿科学》等科目。当授课教师讲到某些临床病症的时候，有些同学就开始往自己的身上套用这些症状，对号入座"乐此不疲"，尤其是有些不良症状的同学尤甚。不能否定，可能个别同学确实患有疾病，但是本来是较轻微的症状，经过自己内心的层层渲染怀疑自己得了某些重疾，甚至癌症。如当学到人身体上的痣可以癌变，很多同学每天就看着自己身上的痣很不顺眼，总有一种"除之而后快"的冲动。由于"大三"的医学生毫无临床经验，更提不上鉴别诊断的能力，所以常常给自己造成"误诊"，少数人还会给自己的心理形成无形的压力。有时候也把这种情况称为疑病症，归根到底就是一知半解惹的祸，随着课程的继续深入学习和工作之后，就会觉得当时的自己挺搞笑的。但是注重自身健康，我们是大力提倡的，一旦身体哪里不舒服，建议进行健康体检等专业的诊疗程序，得出确切的结论，而不是胡思乱想。

无论是否学医，除了要有健康的生活规律之外，还要有自我监测的能力。身体如果出现不舒服，建议都要及时就医。而且要养成每年做一次健康体检的习惯，任何疾病都是早发现早治疗。切不可自己夸大病情，也不要生活在自己的无限遐想之中，不但心身疲惫，而且容易耽误治疗。

辨骨追源——性别篇

这是一个真实的案例，埃及开罗一名嫌疑犯，夜晚把自己曾经谋害的人骸骨在枯井底找到之后，扔进了河里，以为自己这次绝对是万无一失了。不曾想，1周之后这名嫌疑犯被捕了。他被控告杀害了自己的亲生女儿，并将其毁尸灭迹。可是犯罪嫌疑人"丈二和尚摸不到头脑"，觉得自己没有留下任何蛛丝马迹，警察是如何发现他的罪行呢？

但是他估计错了，原来在枯井里，他遗漏了3块骸骨。正是这3块骸骨被修井的工匠发现之后，让嫌疑犯的罪行暴露于天下。

难道就是这3块骸骨让他伏法了吗？答案是肯定的。当时一名法医对这些骨头进行详细的检查。得出结论：死者是一个年龄在 23～25 岁之间的年轻女性，其身材矮小显瘦，至少有过 1 次怀孕史；她的左腿比右腿短，很显然是个跛子，有可能小时候患过小儿麻痹。死因是被自制的散弹枪击伤，枪伤后导致传染性腹膜炎而死亡。

这是一份精准的检验报告，通过这份报告，警方将嫌疑犯抓获。如果不是法医通过 3 块骸骨高明的判断出死者身上许多特征，这名死者的死亡之谜也许会成为谜团。

这个故事，可不是出自福尔摩斯之手。这就是法医所具有杰出的洞察力、逻辑推断力和渊博的知识以及结构想象力。

这 3 块骸骨到底是人体的什么骨骼呢？这么具有价值！此 3 块骸骨中有 2 块髋骨（由髂骨、耻骨、坐骨融合而成）和 1 块骶骨。这 3 块骨组合在一起就是人类完整的骨盆。

根据骨盆就很容易判断出死者的性别。由于骨头小而轻，可推断死者身材矮小、身体瘦弱。髋骨要到 23～25 岁才融合，所以可推断出死者年龄。骨盆中的凹槽说明，死者怀过孕。推断是跛子，是因为右侧髋骨比左侧髋骨大而重，那么右股骨可能比左股骨大的缘故，说明死者小时候可能就残废，原因最可能的就是小儿麻痹。

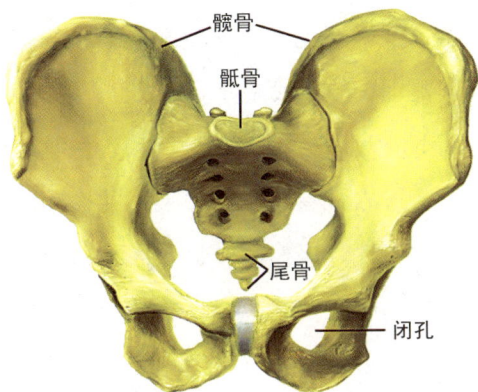

髋骨
骶骨
尾骨
闭孔

　　这个案例成为法医学卓有成效验明无名死者的范例。可根据人体的某个部分判断出整个体形、年龄、性别以及其他特征。

　　其实在法医这个领域，常常需要根据骨骼判定死者的性别。不仅是白骨化的尸体，还包括高度腐败的尸体，在火灾、空难事故中因严重烧伤的尸体或碎尸案中发现的残肢、断臂等。所以，根据骨骼判定死者的性别是法医学、人类学和考古学一个极其重要的内容。

现在就让我们来深入解读人体骨骼与性别。

由于各种研究资料有差异，根据骨骼判定性别，由于经验不同、方法不同、材料来源不同等因素，准确率也就不尽相同。下面的介绍只代表其鉴别中的一般规律。

青春期之前，男、女两性骨骼性别差异并不显著。进入青春期之后，激素的作用，总体形态上，男性骨骼变得较长、大、粗壮、厚重，由于男性肌肉发达，对骨骼的牵拉或者挤压，其表面较粗糙，并有明显的突起。而女性骨骼则较短小、轻薄、纤细、骨表面光滑。有时由于受到各种因素的影响，如营养、运动、遗传、种族等，导致少数骨骼介于男、女之间，不易推断和判定其性别。

通过肉眼观察判断性别，虽然简便迅速，但由于主观性较大，难免会误判。一般认为：根据成人全骨或骨盆，判断性别准确率可达95%；根据成人颅骨（含下颌骨），判断性别准确率可达90%；根据成人颅骨（不含下颌骨），判断性别准确率可达90%；单根据长骨（四肢骨），判断性别准确率可达80%。

通过上述，总结出一个规律，青春期后性别差异显著。最显著的是骨盆，其次为颅骨，再次为其他骨骼

1. 骨盆的性别差异

骨盆是位于躯干与下肢骨之间的骨性成分，起着传导重力和支持、保护盆腔脏器的作用。

在人类骨骼中，骨盆的性别差异十分明显，这主要是由于男女两性骨盆所担负的生理功能不完全相同所致。10岁之前，性别差异不明显，所以难判定性别，但是有些人，在胎儿时期耻骨弓就有明显性差别；青春期之后，由于性激素的作用，女性骨盆开始向适应性生理需要的方向发育，而男性骨盆不发生形态上变化。此时男、女骨盆差异日益明显。一般来说，男性的骨盆粗壮、高而窄、坐骨大切迹窄而深，耻骨联合部较高，耻骨下角小；女性的骨盆浅而宽，骨面细腻，坐骨大切迹宽而浅，耻骨联合部较低，耻骨下角大，常有耳前沟。

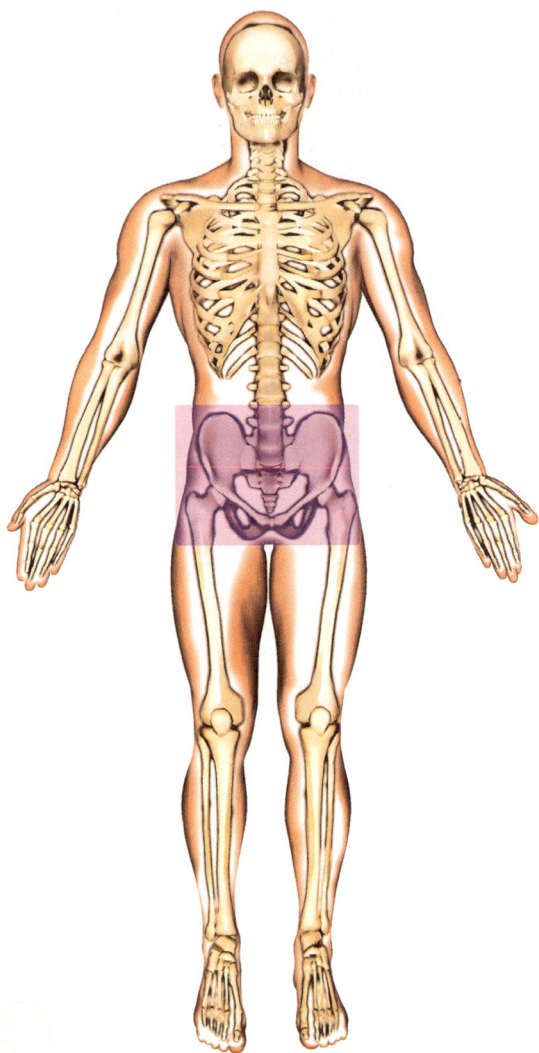

骨盆的各项性别特征详见下表：

特征＼性别	男性	女性
重量	骨质重	骨质轻
骨盆上口形状	心形	横椭圆形
骨盆上口横径、纵径	横径＜纵径	横径＞纵径
骨盆下口	狭小	宽阔
骨盆整体形状	漏斗状	圆筒状
盆腔内表面	粗糙、倾斜	细致光滑、陡直
骶骨、尾骨	向前方突出	向后方倾
两侧坐骨结节	较近，<9 厘米	较远，>9 厘米
耻骨联合部	高	低
耻骨下角	70~75 度	90~100 度
耻骨结节	钝圆、靠近耻骨联合	锐利，离耻骨联合较远
骶骨前、后观	等腰三角形	等边三角形
骶骨侧面观	弯曲度较大	弯曲度小
骶岬	突出明显	突出不明显
骶骨底部	第 1 骶椎上关节面大，约占底部 2/5	第 1 骶椎上关节面小，约占底部 1/3

特征＼性别	男性	女性
耳状面	大而直、涉及 3 个骶椎	小而倾斜，涉及 2~2.5 个骶椎
耳前沟	不常见或不明显	较常见并且发达
髂骨翼	厚实，高而直	薄而透光、低而外张
髋臼	较大，向外	小，向前外
闭孔	较大，近卵圆形	小，近三角形
坐骨大切迹	窄而深	宽而浅

　　除上述性别差异之外，有些学者还特别指出，在组成骨盆的耻骨和坐骨上的某些细部特征具有更为重要性别鉴定意义。这些特征包括：

　　（1）耻骨下支的下缘（内侧缘）：男性外凸，而女性凹入。从耻骨下支的背侧面观察，该项特征更为明显。

　　（2）耻骨联合面下端至耻骨下支内侧缘：男性为一平坦的骨面，而女性则为一锐薄的骨嵴。

　　（3）耻骨支移动部（联合部）：男性呈上

宽下窄的三角形，而女性则呈上下宽度大致相等的方形。

（4）耻骨支移行部（联合部）腹侧面：在耻骨联合面腹侧缘附近与耻骨一支内侧缘附近，男性有一骨嵴，（通常与耻骨联合面腹侧缘相平行），而女性则为一细弱的弧线结构，称为腹侧弧。

（5）耻骨支移行部（联合部）近联合面的下半部分：女性有一呈直角三角形的小区，而男性无此结构。

（6）耻骨下支的起始部分（靠近联合部）：男性宽而粗壮，女性则薄而细弱。

现在我们介绍一下几个较直观的骨性结构：

①耻骨下角（又名耻骨弓）：男性 70～75 度；女性 90～100 度。

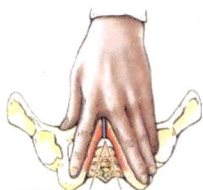 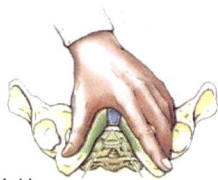

男性　　　　　　　女性

注：检测耻骨下角角度常用手势

②耻骨联合部：男性较高；女性较低。

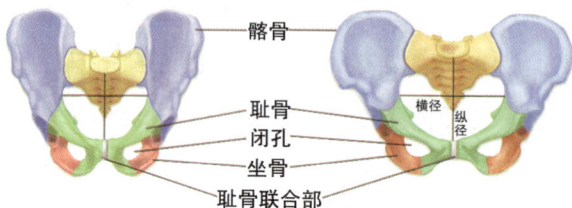

③骨盆上口：男性呈心形，横径小于纵径；女性呈横椭圆形，横径大于纵径。

④髂骨翼：男性为厚实，高而直，女性为薄而透光、低而外张。

⑤闭孔：男性近似圆形，女性近似三角形。

⑥坐骨结节：我们平时坐姿的时候，支撑人体的重要骨性结构。男性骨盆下口狭小，女性骨盆下口宽大。男性两侧坐骨结节小于9厘米；女性大于9厘米。

⑦骶骨：男性为等腰三角形，女性为等边三角形。

2. 颅骨的性别差异

在法医人类学的个人识别中，颅骨是非常重要的。根据颅骨可以判定性别，估计年龄，推断身高，还可以进行面貌复原、颅像重合以及种族、民族的鉴别。因此颅骨在个人识别中具有相当重要的地位。

　　人的颜面个人特征和性别特征是较明显的，而这些特征主要是由颅骨的特征决定的。在性成熟期之前，颅骨的性别差异较小，到了青春期，性别差异开始逐渐增大，成年后，性别差异已经非常显著。

　　（1）颅骨整体：男性较大，较重，颅腔较大，体积约1450毫升；女性较小，较轻，颅腔较小，体积约1300毫升。

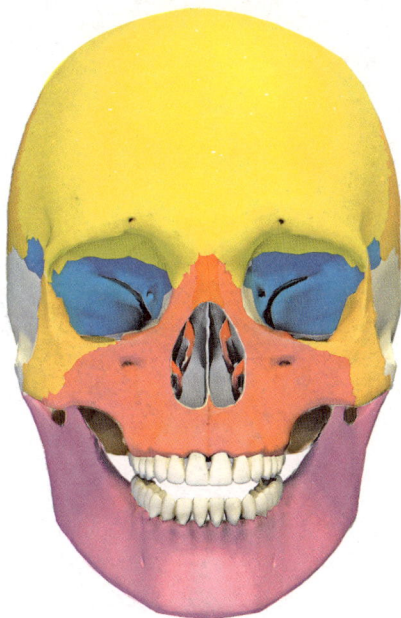

颅骨正面图

（2）颅骨厚度：男性较厚；女性较薄。

（3）面部：男性较狭长；女性较宽短。

（4）前额：男性倾斜，眉弓显著；女性陡直，眉弓不显著。

（5）眼眶：男性较低，呈方形，眶上缘较钝；女性较高，呈圆形，眶上缘较锐。

（6）枕外隆突：男性较粗大；女性不发达。

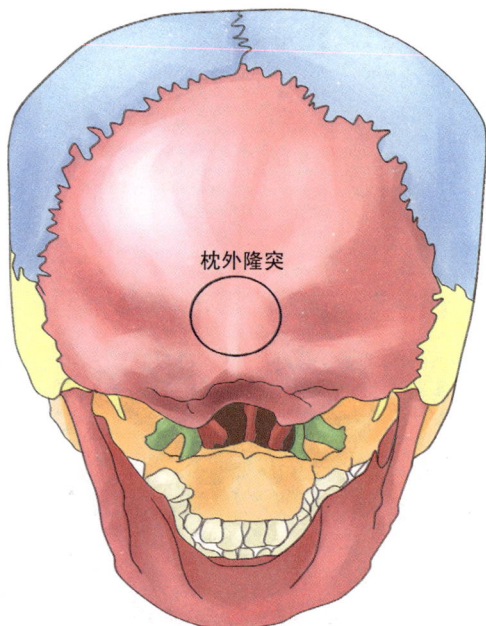

枕外隆突

颅骨背面图

注：图中蓝色区域内为枕外隆突

（7）下颌骨的牙槽突高度：男性占下颌体高度 1/3 左右；女性可占 1/2。

（8）下颌角：男性近似直角，小于 120 度，外翻；女性呈钝角，大于 120 度，外翻不明显。

此特征，可随年龄变化，不适合幼儿及老年人。

辨骨追源——身高篇

身高（又名身长），是指从头的顶点至脚底的垂直距离。其实对于身高世界上没有统一标准。人在一生中身体增长最快的两个黄金阶段：出生至 1 岁和青春期期间（女性 10 ~ 12 岁，男性男 12 ~ 14 岁）。青春期后期至 20 岁左右达到成年身高。成年身高由先天基因和后天环境因素决定，诸如如营养、种族、内分泌、生存环境、体育运动、医学进步、生活习惯、性成熟早晚、远近亲婚配等等。一般来讲，男性在 20 ~ 24 岁（也有数据为 23 ~ 26 岁）、女性在 19 ~ 23 岁，身高将基本停止增长。女孩快速增长期比男孩早1～2年，停止也早1～2年，特别是女性初潮前后，生长速度更快。

身高随年龄的变化：人30岁以后的身高每年降低约0.6毫米，每20年降低1.2厘米。所以，对30岁以后的人，应从推算出的身高总值减去每年缩短的0.6毫米。但是据我国学者研究表明，男性60～69岁阶段的身高比最高时要低约4.9厘米，40～60岁男性平均身高下降2.3厘米，占原身高值的1.4%；女性60～69岁阶段的身高比最高时低约5.2厘米，40～60岁女性平均身高下降2.7厘米，占原身高值的1.83%。

中老年身高为什么会下降？当人进入中老年，肌肉力量会逐渐减弱和退化，整体骨骼钙会出现大量丢失，骨质疏松，椎间盘萎缩、水分减少（其实我们每个人早晚的身高差异就是由它来决定，一般早上比晚上要高出1～2厘米），脊柱也会弯曲，位于长骨两端的关节软骨变薄，关节腔隙变狭小。所以老年人要比当年强壮的自己矮一些。俗语说：好汉不提当年勇，今天我们提出：好汉不提当年高。也有学

者认为，身高值下降的早晚可以被看做是一个
人衰老早晚的指标。

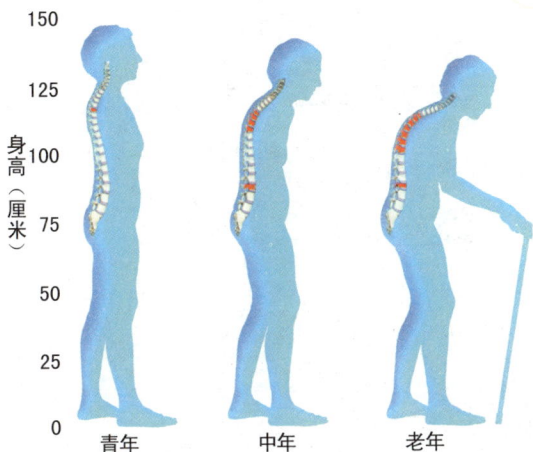

在了解骨骼如何推算年龄之前，我们先要
熟悉一下，人类重要的骨骼名称。

完整的骨骼，不完整的骨骼甚至骨骼残
骸，都可以推算出人体的身高，前提是必须先
确定骨骼的性别、年龄和种族，然后根据这
些，选择合适的公式和测量数据。

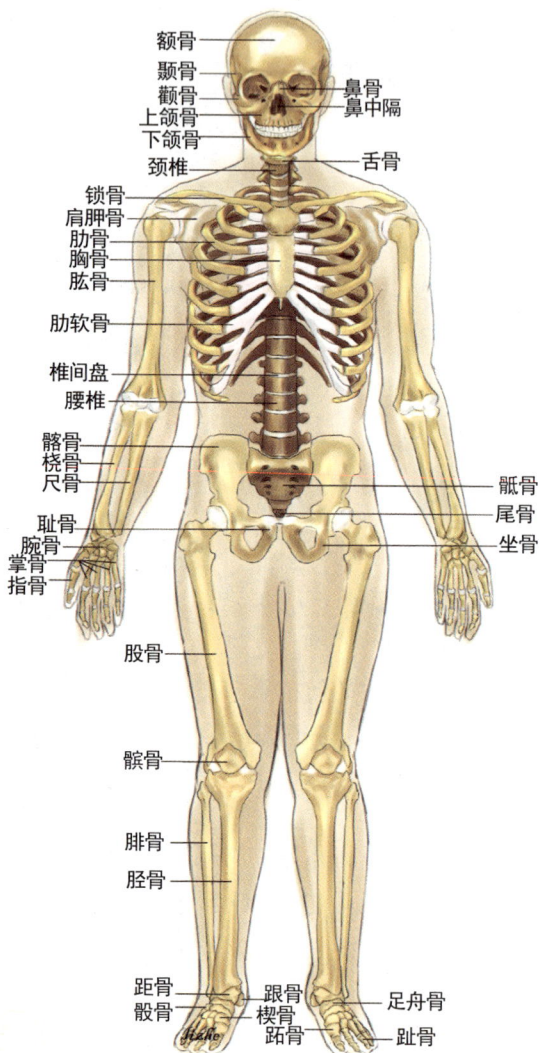

额骨
颞骨
颧骨
上颌骨
下颌骨
颈椎
锁骨
肩胛骨
肋骨
胸骨
肱骨
肋软骨
椎间盘
腰椎
髂骨
桡骨
尺骨
耻骨
腕骨
掌骨
指骨
股骨
髌骨
腓骨
胫骨
距骨
骰骨

鼻骨
鼻中隔
舌骨

骶骨
尾骨
坐骨

跟骨
楔骨
跖骨
足舟骨
趾骨

1. 完整骨骼推算身高

对于尸体已完全白骨化（即完整的骨骼），则全身骨骼按解剖学位置排列所量长度，包括颅骨、各个椎骨椎体长的总和，股骨生理长度、胫骨的生理长度、距骨高和跟骨高之和。这些数据整合之后，就是骨骼全长。在所测身高的基础上加上 5 厘米，即可得出死者身高的估计值。有一个公式被认为不受种族与性别限制：身高 = 骨骼全长 ×0.98+14.63±2.05 厘米。

2. 根据不完整骨骼推算身高

对于只有部分骨骼或残骸，首先确定性别、年龄等，然后再测量骨骼的有关量化特征，最后将所测量数据代入回归方程推算，即能得出死者近似身高。

（1）长骨推算身高：一般认为，四肢长骨和身高之间相关性是最高的。所以身高推算一般用长骨最准确。如果根据人体四肢骨骼中某根长骨（如肱骨、尺骨、桡骨、股骨、胫骨、腓骨）来推算身高，就是将其长度乘以一定的系数（男女不同、各个长骨也是不同的），再加上 5 厘米，就可以计算出人体的身高估计值。

黄种人男女长骨长度系数

	肱骨	尺骨	桡骨	股骨	胫骨	腓骨
男性	5.06	6.41	6.86	3.66	4.53	4.58
女性	5.22	6.66	7.16	3.71	4.61	4.66

注：①此法虽简便好用，但过于简单，所以推算身高误差较大。现在已被更为精准的方法，回归法所取代；②为什么加5厘米？因为我们要把死者生前的软组织（包括椎间盘）的厚度计算在内。

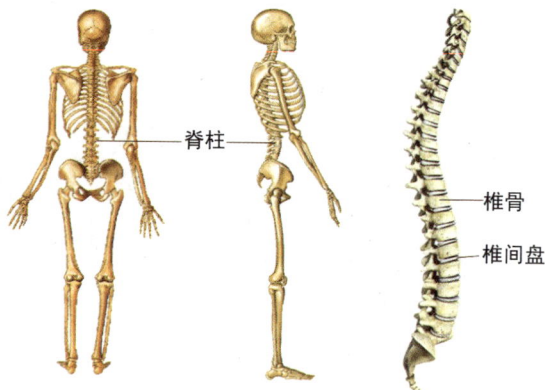

脊柱

椎骨

椎间盘

需要强调长骨推算身高的要点：①使用多根长骨来推算身高一定比1根长骨准确得多，误差小（这就好比统计学中的样本量）；②用下肢骨推算，比用上肢骨好，因为上肢长骨回归方程的标准误差均大于4厘米，下肢长骨的标准误差均小于4厘米；③用回归方程推算特别高或特别矮的个体，误差偏差较大，而对于身高在平均值附近的个体，准确性高，误差小；④长骨有明显或不明显的侧别差异，而这个差别常见于下肢长骨，所以测量时最好以同一侧两骨长度之和计算身高；⑤由于生活水平逐渐提高，随着人类的身高有增高的趋势，所以间隔一定时间，应对长骨和身高的相关性加以重新探讨。

（2）颅骨推算身高：主要是通过颅围和颅骨的垂直径来推算身高。

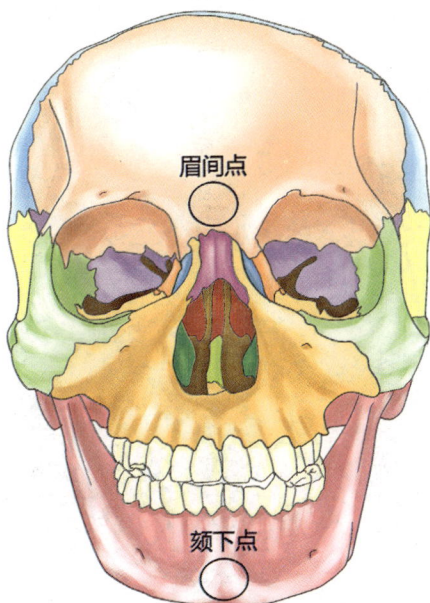

颅骨正面图

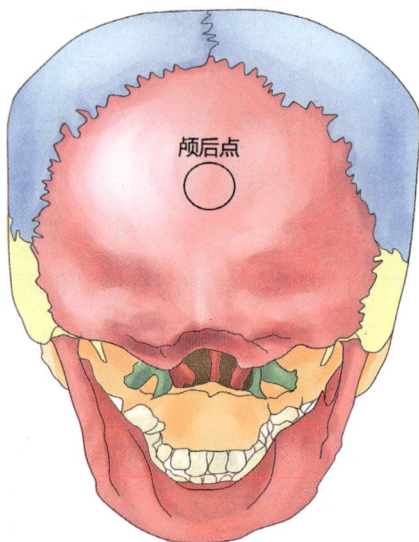

颅骨背面图

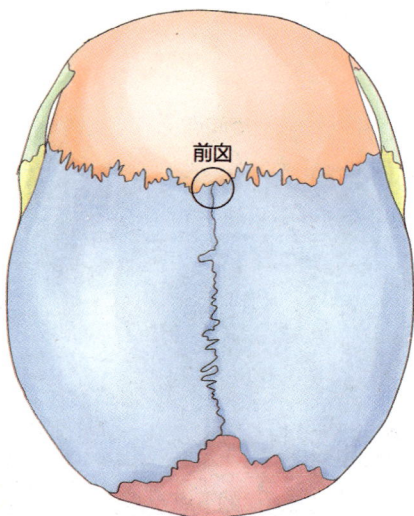

颅骨顶图

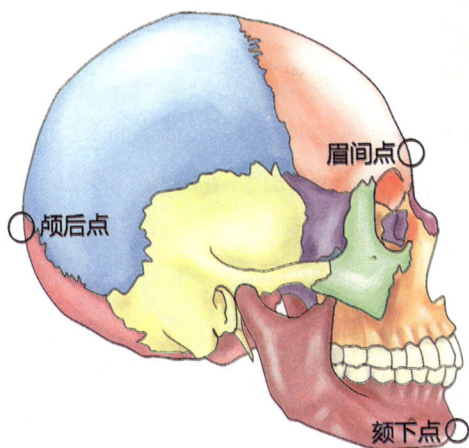

颅骨侧面图

①颅围测定：应先测量眉间点（额的下部，鼻根上方，两眉之间的隆起部在正中矢状面上向前最突出的点）和颅后点（枕骨鳞部正中矢状面上最向后突出的一点）的颅围长度，将数据代入公式就可以推算出死者的身高。

②颅骨的垂直径测定：颅顶的前囟点到下颌尖的颏下点之间的直线距离。身高＝颅骨垂直径×7。

（3）长骨残骸推算身高：法医人类学工作者有时候会接触到年代久远的骸骨或两端有损伤、已经腐烂残缺的长骨，这个时候要根据残骸来确定死者身高。将长骨按照解剖学位置分数段，由各部分的长度求出长骨的最大长度，从而推算身高；或根据残骸的解剖学标志（这些标志选在骨表面最明显的部位），确定残骸的长度，通过查询数据，可得知占全骨长的百分比，求出该骨长度，然后再推算身高。

（4）根据其他骨骼推算身高：

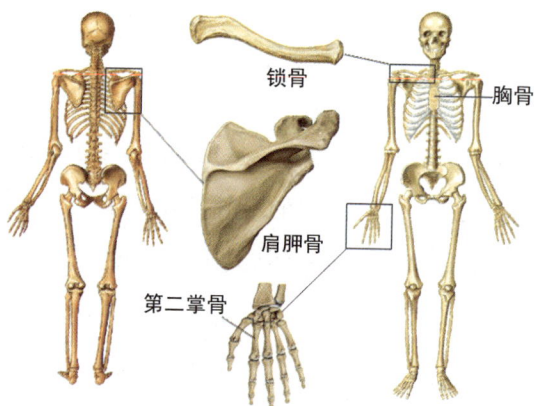

锁骨
胸骨
肩胛骨
第二掌骨

①肩胛骨高度与身高成比例发展，但是这个肩胛骨高度为左、右平均值。

②根据锁骨、胸骨、髋骨、第二掌骨等推算身高。或根据骨盆入口面积推算女性身高。

总之，当我们依赖骨骼来推算身高之时，也要把一些其他的因素考虑进去，如性别有男女之分，身高当然也会有高、中、矮的差别。就我国而言，据统计，男性在 175 厘米以上、女性在 170 厘米以上为高个；男性 165 厘米、女性 160 厘米以下为矮个；介于两者之间为中个。中国人身高分布的一般规律是北方较高，南方较矮，沿海省份高于内陆省份。

辨骨追源——年龄篇

在法医鉴定中，推算死者年龄，是个体识别非常重要的内容。可根据完整或不完整的尸体乃至尸骨来进行。但对于腐烂、火烧、白骨化的尸体，只能根据残存骨骼或牙齿推算年龄。骨骼推算年龄，不仅仅是法医学的独门绝技，在人类学和考古学中也是占有重要的一席之地。虽然目前有很多先进的方法，但是通过大体形态观察还是主要的方法之一，缺点在于推算结果不够精准，原因有：

（1）骨骼的年龄变化（身高篇已述）。

（2）营养和健康状况：吃得好、喝的好，

一定比从小就营养不良或者患有消耗性疾病的人好。各种恶性肿瘤、肺结核、慢性萎缩性胃炎、严重创伤、烧伤、系统性红斑狼疮、慢性化脓性感染、慢性失血等一类过度消耗身体能量物质，造成机体能量负平衡。如果个体早熟，那么他的生理年龄可能会大于实际年龄；如果个体发育迟缓，那么他的生理年龄可能会小于实际年龄。

（3）地理位置：如热带地区的人要比温带地区的人发育早；温带地区的人比寒带地区的人发育早。大约各相差 1 年。

（4）骨骼与性别：女性骨骼发育略早于男性。5～10 岁之间相差约 1 年；10～15 岁相差约 2 年，15～20 岁相差约 1 年。

以上的原因就有可能在推算年龄过程中出现同龄骨骼，出现不同年龄的特征；同龄或相似年龄骨骼，却属于不同的年龄。

但是骨骼特征变化还是有规律可循的，所以这种规律也成为推算骨龄的基础。

推算骨龄需要了解的两个概念：骨龄，是指人体骨骼发育过程中，继发骨化中心的出现，完全骨化及与干骺愈合是依一定时间顺序进行的，根据这种规律而推算的年龄；骨化中心（又名骨化点），是指骨发育过程中，首先发生骨化的部位。骨化并不是在骨的所有部位同时进行，首先是在 1 个乃至几个地方开始骨化，然后向周边逐渐扩大，完成全部骨化（也就是最终转化成骨）。其实就是指由于造骨细胞（成骨细胞）在骨基质中发生钙质沉着而言。典型的长骨一般骨化中心是在骨干和两个骨骺的地方。X 线检查时，骨化中心表现为骨内一定部位的骨质致密的阴影，周围则是无结构的软组织阴影。

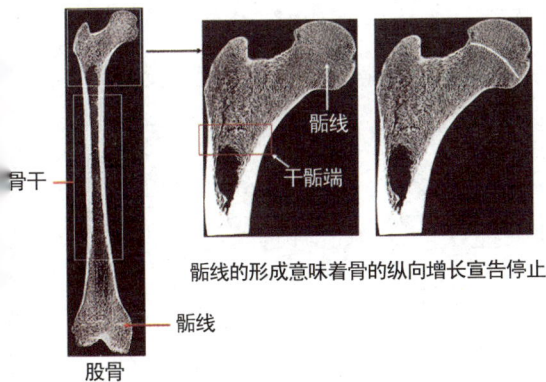

骨干

骺线

股骨

骺线

干骺端

骺线的形成意味着骨的纵向增长宣告停止

骨干：长骨两端之间的部位。

骨骺（hóu）：在长骨两端出现的膨大称为骺，有一光滑的关节面。

干骺端：骨干与骺相邻的部分。

骺软骨：骨干与骺之间，幼年时保留的一片软骨，其不断分裂繁殖和骨化，使骨不断加长。

骺线：成年后，骺软骨骨化，干与骺融为一体之后留下的痕迹。

通过了解以上知识辨认一下图片，哪个是成人的，哪个是未成年的？

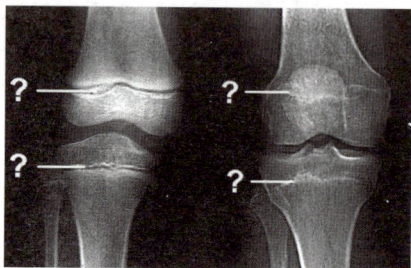

结果分析：左图：未成年，骺软骨清晰可见；右图：成年，骺线清晰可见，意味着骺软骨骨化融合，意味身高停止生长。

根据骨骼推算年龄，有以下几个方面：

（1）骨的生长发育：在婴幼儿、儿童、少年阶段，骨骼生长发育是推算年龄的基础。因为骨的生长发育离不开骨化中心和骨骺愈合。人体骨骼的发育从骨化中心开始，由该骨化中心逐渐向周围发展，使骨骼增长、变粗。至青春期后，骨骺完全骨化并与骨干结合，这种现象称骨骺愈合。因此通过骨化中心出现和骨骺愈合的时间来推算年龄。如，锁骨体在胎儿6周时出现1～2个骨化中心，胸骨端在18～20岁时出现1个骨化中心，22～25岁时愈合。尺骨体在胎儿8周时、尺骨小头在7～8岁时、鹰嘴在8～11岁时分别出现骨化中心，16～17岁时鹰嘴与骨体愈合，20 岁时小头与骨体愈合。股骨干、股骨头、大转子、小转子出现骨化中心的时间分别为：胎儿 7 周、1 岁、3～4 岁、胎儿 36 周，大、小转子在 17～18 岁时与骨干愈合，股骨头在 18～19 岁愈合，下骨骺端在 19～24 岁愈合。

而观察活体骨化中心和骨骺愈合情况，主要采用 X 光透视或拍片。

（2）骨骼长短和大小：人体发育如同树木，所以骨骼是人体构架也会有着从短到长、由小到大的一个发育过程。

（3）骨的形态变化：主要是指骨的理化性质变化。骨是由有机质和无机质构成，幼年、成年、老年无机质的比例会逐渐增多，而有机质比例逐渐减少。

（4）骨组织学改变：骨组织结构一生中都会变化，通过观察组织学的改变对于观察老年人骨骼更为适用。

1. 根据颅骨推算年龄

颅骨推算年龄，应用最多的是牙齿的年龄推算。因为牙齿位于口腔内有唇、颊保护，损毁概率小，在个体识别中意义重大，国内外研究报告也很多，关于牙齿的年龄判定方法在此不多赘述，他书将专门论述。

颅骨年龄变化的一般特征：

（1）颅腔内壁有血管压迹，会随年龄增加呈现规律性变化。

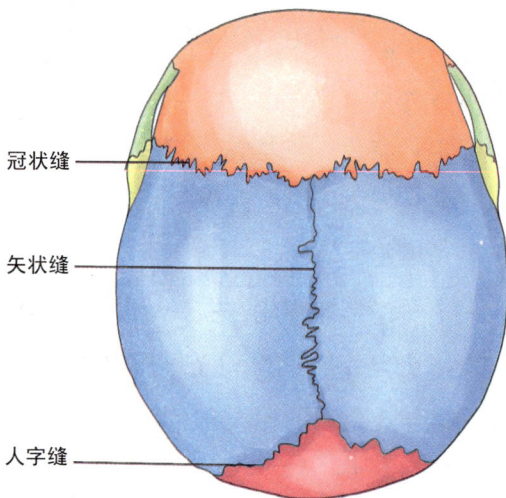

冠状缝

矢状缝

人字缝

①颅腔顶正中央的矢状沟，随年龄增加逐渐变深加宽。

②颅腔侧壁脑膜中动脉沟，刚成年时不明显，中年变为深沟，老年变为槽状，少数老年会出现管状。

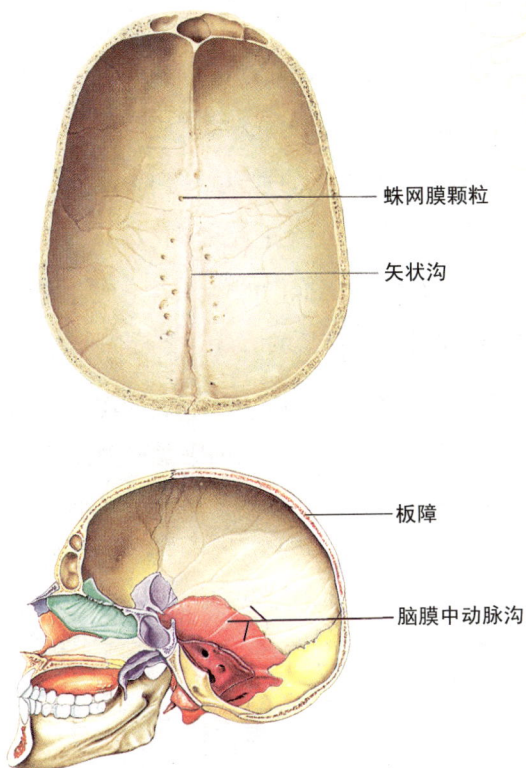

蛛网膜颗粒

矢状沟

板障

脑膜中动脉沟

图片引自： Netter 解剖图谱

　　③颅腔内蛛网膜颗粒压迹，12 岁前几乎
不存在，50 岁以后出现机率高达 82%。

　　④颅骨的骨板，新生儿无板障，随年龄增
长出现板障，板障静脉管腔由于被增生骨质充
填。所以随年龄从大到小，外板和板障间的界
线也变得模糊不清。

（2）颅骨重量：成年重量最大，由于颅骨内鼻旁窦及板障中的骨质不断被吸收，颅骨变得越来越薄，牙齿脱落，牙槽吸收，面颅垂径（从鼻根点到颏下点的垂直距离）减小。

上述只是一个颅骨大致变化趋势，对颅骨年龄变化很难提出准确的结论。下面介绍常用的一些颅骨推算年龄的方法：

（1）下颌角的年龄变化：下颌角，下颌支后缘与下颌体下缘所构成的夹角。角度要取两侧的平均值作为推算依据。规律就是随着年龄角度呈现从大→小→大。

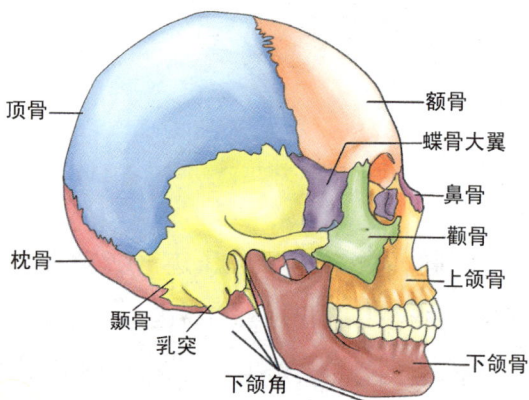

下颌角角度与年龄变化的关系

出生时	牙齿交换	恒牙完成	35 岁	55 岁	70 岁
170 度	150 度	100 度	110 度	120 度	130 度

（2）颅骨缝愈合推算年龄：尽管经过一百多年的研究，其应用价值至今未能肯定，误差在 10 岁左右，当没有其他好的方法时，也是可以使用的。参考：矢状缝 1 岁末，可形成锯齿状缝，30～40 岁骨性愈合；颞鳞，1～3 岁形成；冠状缝同矢状缝；人字缝，1 岁末形成锯齿状，50 岁左右愈合。但是蝶枕软骨形成的基底缝除外，此缝可以作为判定个体是否发育成熟的骨性标志。国人基底缝 18 岁开始愈合，到 22 岁将完全愈合。国外统计，此缝愈合年龄在 20～25 岁之间，多见于 23 岁。

（3）腭缝的年龄变化：

①切牙缝：是指从切牙窝向侧切牙延伸的一条骨性缝隙，不恒定。20 岁以前，1/2 愈合；25 岁以前，2/3 或更多愈合；45 岁之后基本全部愈合。

②后横缝：25 岁前开始愈合，30 岁以前愈合大 1/3；40 岁以前大部分愈合；41～50 岁

变化不明显；55 岁后愈合可达 2/3。

　　③腭中缝：30 岁以前大部分未愈合或刚开始愈合；35 岁以前多数愈合在 1/2 以上；45 岁以后则大部分愈合。

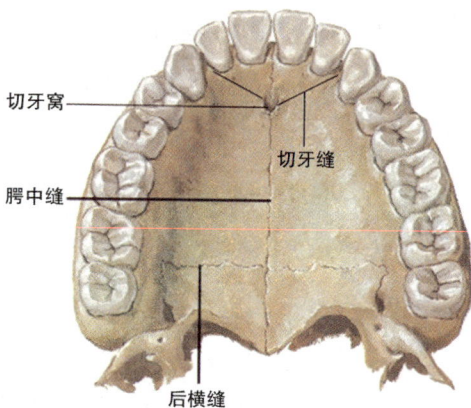

切牙窝

切牙缝

腭中缝

后横缝

　　通过这个方法推算年龄要整合上述三个分区，进行分级。

2. 根据耻骨联合部推算年龄

　　青春期之后，耻骨联合面形态会出现规律的年龄变化，所以它已成为法医学和人类学工作者推算年龄的重要手段之一。此法准确度在 14 ~ 30 岁之间较为可靠，有经验者误差仅 ±1 岁；而 30 ~ 50 岁之间，误差为 ±2 岁。

　　耻骨联合面，是指耻骨上、下支在近中线

处相结合的部位。通过耻骨联合面推算年龄主要部位有：耻骨联合面上的周缘、沟嵴、骨化结节、耻骨结节、腹侧斜面。由于性别差异显著，因此男女推算是不同的。

年龄	男性	女性
14~18 岁	联合面中部最高，沟嵴交替，沟内有类似蜂窝状下孔，耻骨嵴明显。	联合面尖似蜂窝状，中部略水平，延续到耻骨结节的嵴明显，腹侧下缘略倾斜。
17~19 岁	联合面略呈水平，耻骨嵴隆起较高，可达 2~3 毫米。	联合面嵴高锐，腹侧斜面开始形成，耻骨结节嵴显著。
20~22 岁	联合面嵴低钝，沟变浅，联合面上部出现骨化结节，嵴开始消失。	联合面嵴变钝，背侧缘逐渐形成，耻骨结节嵴开始消失，出现骨化结节。
23~26 岁	联合面嵴基本消失，沟变平，耻骨结节融合，腹侧面形成。	联合面嵴消失，背侧缘完全形成。
27~30 岁	联合面平坦，骨化结束，有时可见嵴的残痕，腹侧缘渐形成，背侧缘腹侧斜面向上扩大。	联合面变平坦或舟状，腹侧缘多数未形成。

年龄	男性	女性
31~34 岁	联合面平坦，联合缘形成，下角明显。联合面出现不同程度下凹。	联合面平坦，部分人腹侧缘上段尚未形成，下角明显，腹侧面隆起并向上扩展至顶端。
35~39 岁	联合缘及下角清晰明显，联合面骨质致密，腹侧斜面上段出现破损。	联合面骨质致密，腹侧缘逐渐形成，腹侧斜面增宽，其侧缘成峰状。
40~44 岁	联合面骨质光滑、细腻、坚硬，腹侧斜面开始出现结节状。	联合面骨质细腻坚硬，联合缘形成，斜面侧缘显著成峰状。
45~49 岁	联合缘背侧部分外翻如唇状。	联合面骨质开始疏松。
50 岁之后	联合面凹凸不平，小角常有密集小孔，联合缘破损腹侧缘上段明显，下角变平，耻骨逐渐疏松。	联合面明显疏松，联合缘逐渐破损或单纯变圆，60岁之后耻骨联合面类似焦渣状。

3. 活体年龄推算

在法医学鉴定中，活体年龄鉴定是个体识

别的重要内容，如遇到青少年罪犯达到法定承担刑事责任的年龄问题，也会遇到遭性侵犯女性是否已满 14 岁的问题。

根据骨龄推断婴儿至青春期的年龄较为可靠，误差一般小于 2 岁。以多处骨化中心及干骺愈合程度为推断的依据，其中随年龄增加变化规律性较好的部位有：锁骨的胸骨端、髂嵴、坐骨大结节、股骨头、股骨下端、肱骨头、肱骨内上髁、桡骨下端和尺骨鹰嘴等。因此骨龄鉴定需要拍摄双肩、双肘、双腕（含双手）、骨盆（包括双髋关节）、双膝、双踝关节等部位的 X 射线正位片。

4. 放射学与年龄推断

放射学作为医学物理诊断的一种方法，在临床医学中有着广泛的应用。在法庭科学实践中，由于 X 线片对损伤、血管脏器畸形、体内异物的客观记录，常常成为刑法审判体系中具有法庭证据的材料，并且有着广泛的应用。大约在 20 世纪 70 年代中期，国外法庭放射学开始成为一门独立的学科。

法庭放射学所涉及的内容，主要有以下三个方面：

（1）X线片的性别、年龄及身高的推断：X线片作为医学资料的一部分存档，常常成为死者生前资料的证据。X线片的年龄推断在法庭科学中，仅仅限于儿童生长发育阶段的年龄推断，也包括成年阶段的年龄推断。

（2）X线片的个体识别：由于X线片常作为医学档案存档，在失踪者调查、飞行事故、重大灾害事故的遇难者身份调查中，具有重要意义。存档X线片上的病理生理特征，如头颅上颌窦轮廓形状、脏器钙化点的位置与形态、骨质增生的部位及其形态等，与尸体X线片进行比较，很快即可得出尸体身源认定或否定的结论。

（3）X线对损伤及死亡原因的推断：X线片可以清楚地显示个体的脑血管、心血管的畸形情况，这对卒死死因的推断很有帮助。X线片清楚记录骨骼损伤及愈合的情况，因此可以作为证据推断损伤机制及损伤时间。X线片还可以记录盲管创枪弹在体内的位置，从而提供法庭证据。

X线对骨骼生长发育的研究在法庭科学中的应用，不是用来判定生长发育的情况而是推断年龄，主要是进入成人阶段的年龄。

5. 根据乳牙和恒牙萌出与替换推算年龄

人的每一颗牙齿都有其发育规律，并且这个过程都有相对稳定的时间范围。所以各个牙齿的不均衡发育和牙齿发育的长期性，可以为14岁以前的个体年龄鉴定提供依据。牙齿的发育虽受到很多内、外因素的影响，在群体或个体中也存在差异，但14岁之前的牙齿发育相对比较稳定，对于判定儿童及少年的年龄比较准确。

按照一般规律，下颌牙先于上颌牙萌出，女孩萌出年龄早于男孩，但是同一个体两侧同名牙齿萌出时间基本相同。婴儿6个月时萌出第一颗乳牙，6岁时萌出第一颗恒磨牙，此后乳牙逐渐被恒牙所替换。所以上、下颌骨如果是乳牙、恒牙混合牙列，提示年龄小于14岁。

乳牙萌出与脱落时间表

部位	年龄	乳中切牙	乳侧切牙	乳尖牙	第一乳磨牙	第二乳磨牙
上颌	萌出（月）	6~9	6~10	16~20	12~18	20~30
	脱落（岁）	7~8	8~10	11~12	10~11	10~12

部位	年龄	乳中切牙	乳侧切牙	乳尖牙	第一乳磨牙	第二乳磨牙
下颌	萌出（月）	5~8	6~9	14~18	10~14	18~24
	脱落（岁）	6~7	7~8	9~11	10~12	11~13

恒牙萌出时间表（岁）

部位	男性		女性		平均萌出时间
	上颌	下颌	上颌	下颌	
中切牙	6.5~8	6~7.5	6~9	5~8.5	7
侧切牙	7.5~10	6.5~8.5	7~10	5.5~9	8
尖牙	10~13	9.5~12	9.5~12	8.5~11.5	11
第1前磨牙	9~12	9.5~12	9~12	9~12	9
第2前磨牙	10~13	10~13	9.5~12.5	9.5~13	10
第1磨牙	6~7.5	6~7	5.5~7.5	5~7	7
第2磨牙	11.5~14	11~13.5	11~14	10.5~13	12~14
第3磨牙	17~25 或更迟		17~25 或更迟		25

知识篇

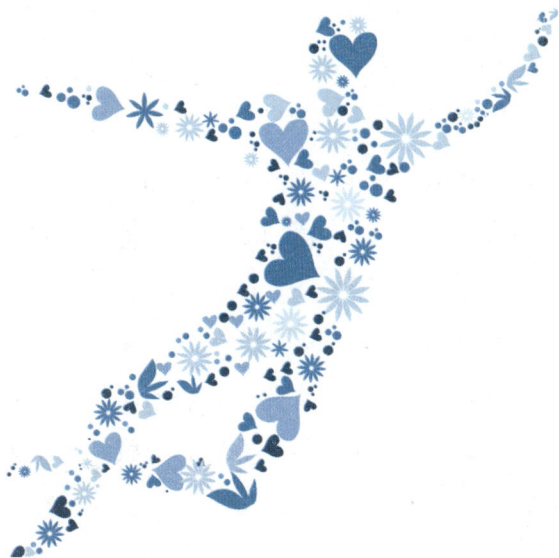

人体有九大系统

1. 运动系统

运动系统由骨、关节、骨骼肌构成，约占成人体重的 60%。三者之间的关系：骨通过关节连接形成骨骼，骨骼构成了人体的支架，支持人体的软组织，并赋予人体一定的外形，并承担着全身的重量，如果没有骨骼，人只不过是地上的一堆肉浆，毫无形状。骨骼肌附着于骨，在神经系统的调控下可以进行舒张和收缩，从而改变骨的位置和角度。在运动过程中，骨是杠杆，关节是枢纽，骨骼肌是动力器官，所以如果没有关节的存在骨骼就好比一块块僵硬的石头。

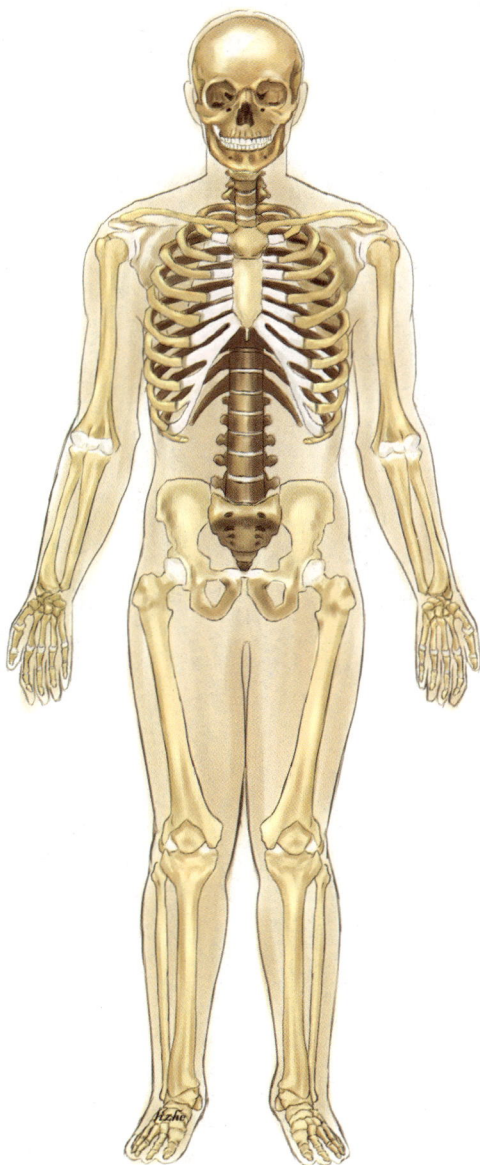

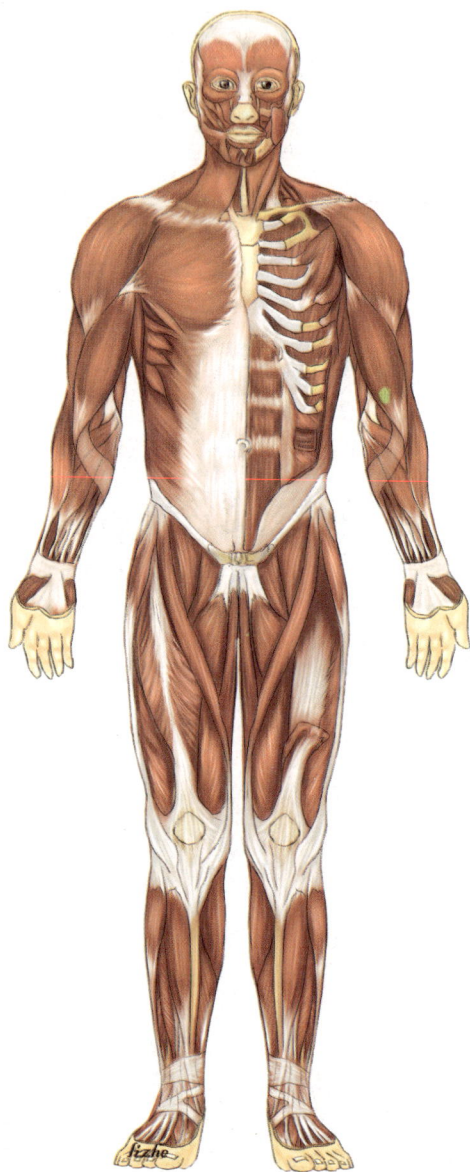

6

2. 消化系统

①**消化管：**口腔、咽、食管、胃、小肠（又分为十二指肠、空肠、回肠）和大肠（又分为盲肠、阑尾、结肠、直肠、肛管），临床上将口腔至十二指肠的一段称为上消化道，空肠至肛管的一段称为下消化道；

②**消化腺：**口腔腺、肝脏、胰腺以及消化管壁内众多小腺体。

消化系统的四大基本功能：摄食、消化、吸收、排遗。其本质就是化复杂为简单，如摄入的蛋白质、脂肪、糖类等营养物质，经过消化分解为结构简单、易溶性或可溶性的化学物质，如葡萄糖、氨基酸、脂肪酸、甘油等，才能顺利通过消化管壁的细胞，进入血液循环供给全身器官或结构的营养。

3. 呼吸系统

呼吸系统是人体进行气体交换的重要器官，吸进氧气排出二氧化碳此系统功莫大焉。正因具备这样的功能，人类才可以完成机体本身的新陈代谢。呼吸系统除此功能之外，也兼具其他重要生理功能，如鼻腔的嗅觉功能、喉的发音功能、对抗外力维持胸廓的稳固等。

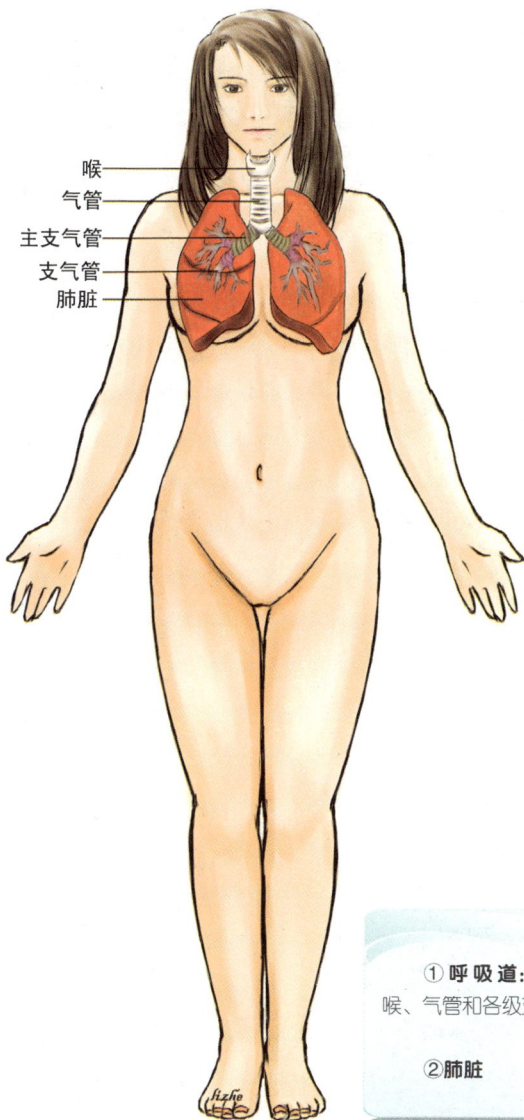

喉

气管

主支气管

支气管

肺脏

①**呼吸道**：鼻、咽、

喉、气管和各级支气管；

②**肺脏**

4. 泌尿系统

由肾脏、输尿管、膀胱、尿道4部分组成。

泌尿系统的主要功能：可以有效排除人体在新陈代谢过程中产生溶于水的废物（如尿酸、尿素），以及多余的水分和无机盐类。肾脏不仅是排泄器官，而且兼具某些内分泌的功能和调节人体内外环境平衡的重要作用。如果肾脏的功能出现障碍，必然会影响人体新陈代谢的正常进行，严重时可出现尿毒症危及生命。

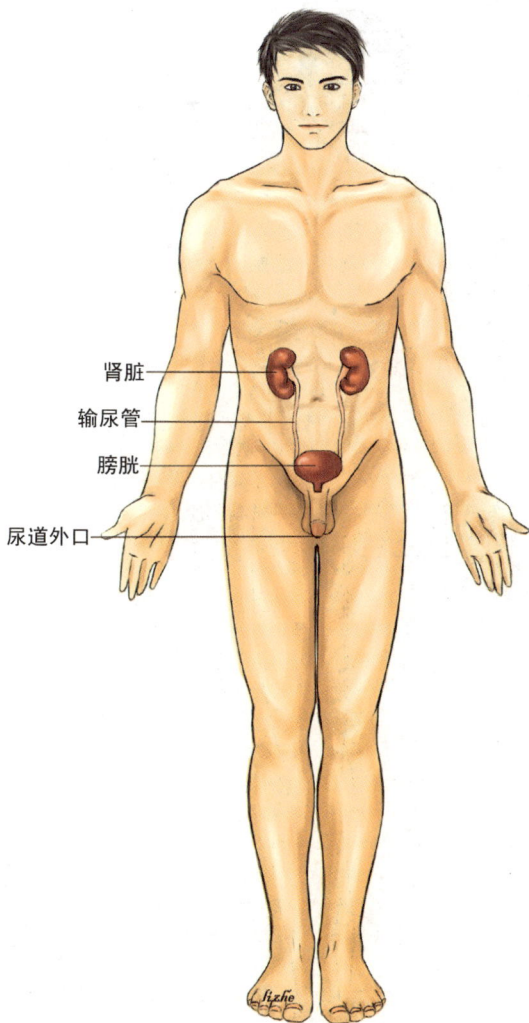

肾脏

输尿管

膀胱

尿道外口

5. 生殖系统

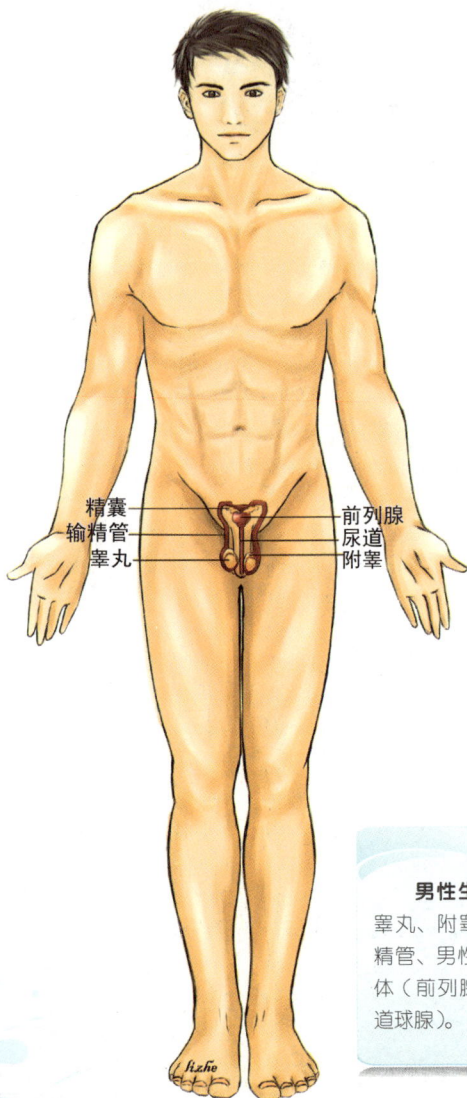

精囊
输精管
睾丸

前列腺
尿道
附睾

男性生殖系统: 包括睾丸、附睾、输精管、射精管、男性尿道和附属腺体(前列腺、精囊腺、尿道球腺)。

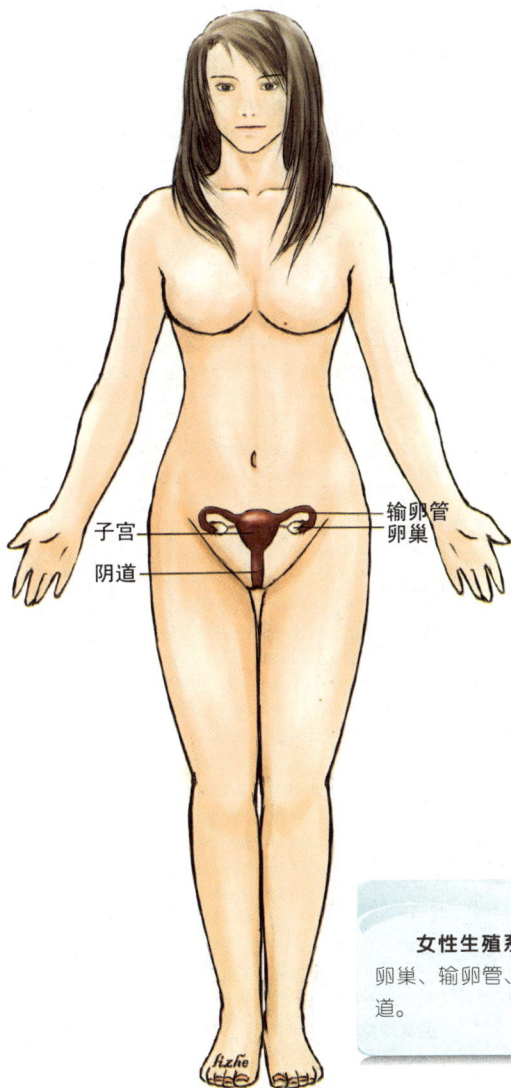

子宫———

阴道———

———输卵管
———卵巢

女性生殖系统：包括
卵巢、输卵管、子宫、阴
道。

6. 循环系统

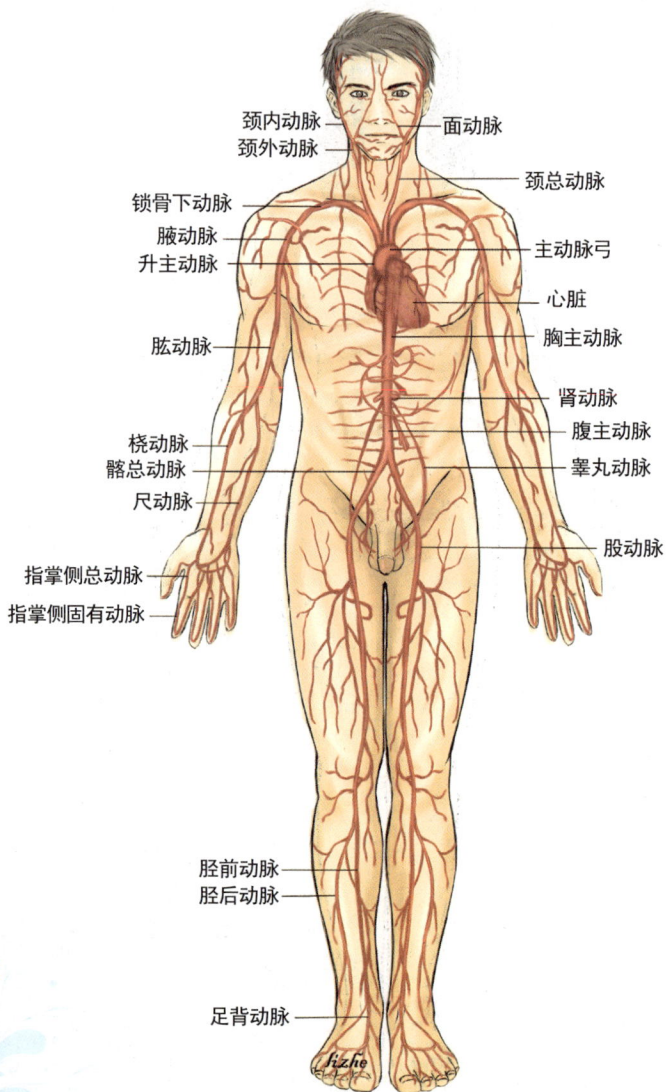

颈内动脉
颈外动脉
面动脉
颈总动脉
锁骨下动脉
腋动脉
升主动脉
主动脉弓
心脏
肱动脉
胸主动脉
肾动脉
腹主动脉
桡动脉
髂总动脉
睾丸动脉
尺动脉
股动脉
指掌侧总动脉
指掌侧固有动脉
胫前动脉
胫后动脉
足背动脉

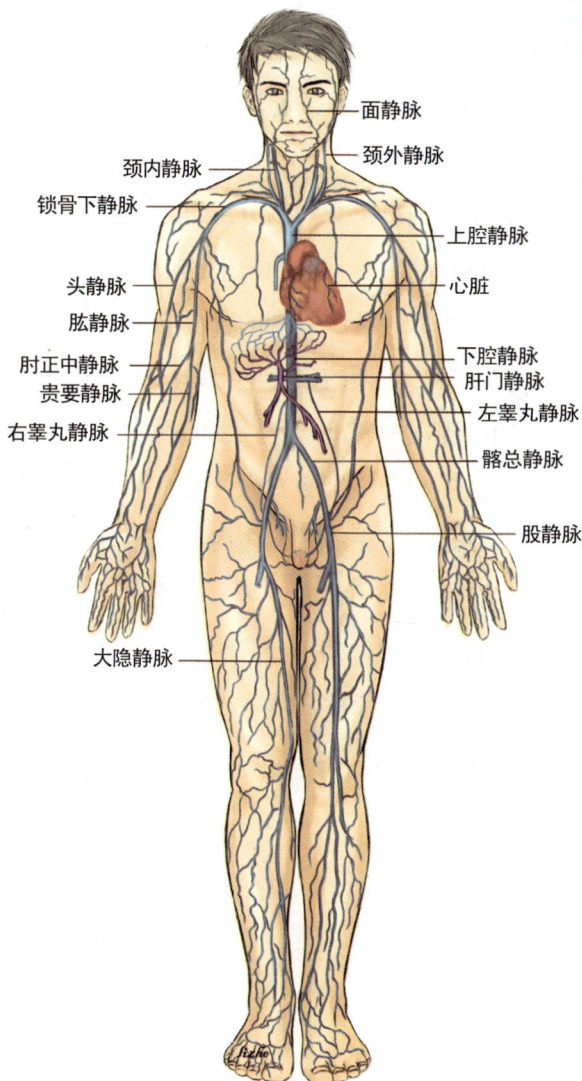

面静脉

颈外静脉

颈内静脉

锁骨下静脉

上腔静脉

心脏

头静脉

肱静脉

下腔静脉

肝门静脉

肘正中静脉

左睾丸静脉

贵要静脉

右睾丸静脉

髂总静脉

股静脉

大隐静脉

正常生命的维持，取决于人的循环系统是否能够有效的运转，因为心脏作为人类生命和能量的"血泵"，它让血液在人体内周而复始的流动，送去营养，带走新陈代谢的产物。

7. 内分泌系统

是全身内分泌腺和内分泌组织的统称。内分泌腺包括脑内的垂体和松果体、颈部的甲状腺和甲状旁腺、肾脏上端的肾上腺，它们都是独立的器官。所谓的内分泌组织散在于其他器官，如胰腺内的胰岛、睾丸内的间质细胞、卵巢内的黄体和卵泡细胞。内分泌系统主要分泌激素，通过循环系统进入体内，虽然激素分泌量微小，但是作用甚大。每个腺体的活动互相关联又相互制约，如果分泌出现异常，机体也会出现发育异常或行为情绪的异常。

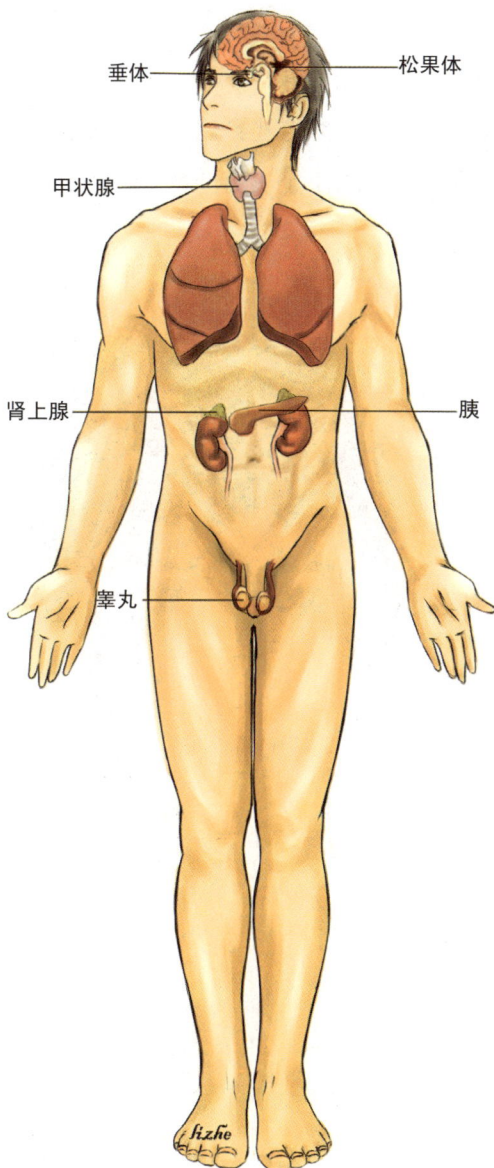

垂体 —— 松果体

甲状腺 ——

肾上腺 —— 胰

睾丸 ——

8. 感官

人类的眼睛和耳朵在解剖学中称为感官。这两组器官是人类与外界建立有效沟通的重要的体系，不但能让人认知世界，还能对自身起到防御作用。

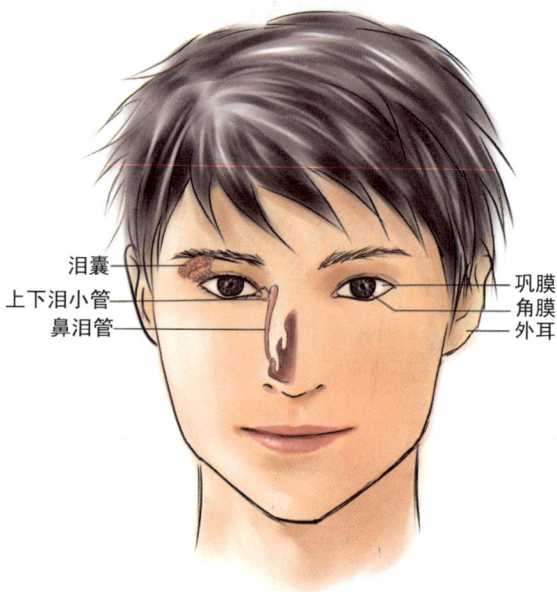

泪囊
上下泪小管
鼻泪管

巩膜
角膜
外耳

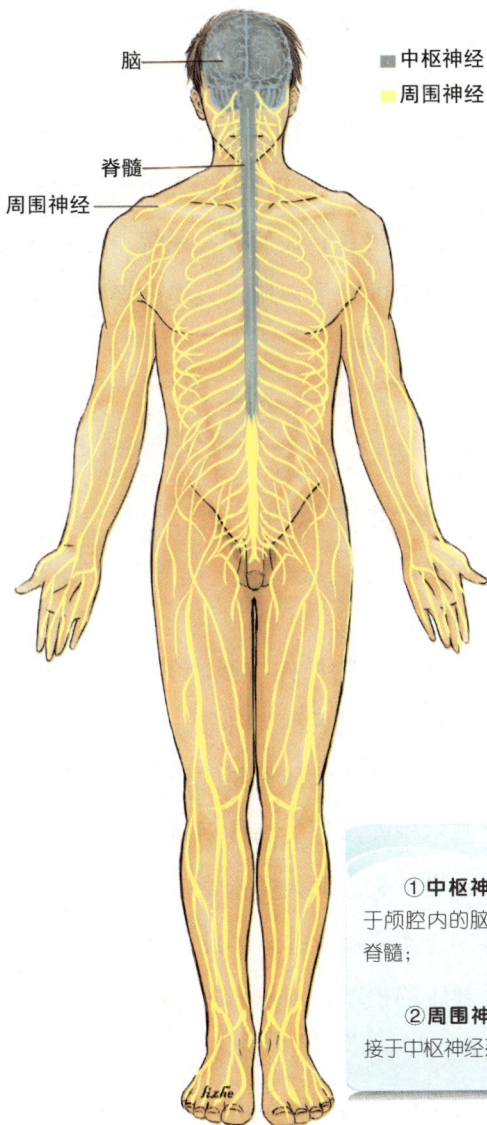

9. 神经系统

脑

脊髓

周围神经

■ 中枢神经
■ 周围神经

①**中枢神经系统**：位于颅腔内的脑和椎管内的脊髓；

②**周围神经系统**：连接于中枢神经系统的神经。

神经系统在九大系统中扮演者统帅的角色。通过借助于感受器（人体的传导装置）可以接受机体内外环境的刺激，从而引起各种反应，以此来调配人体器官系统活动，使机体本身形成完整的对立统一体。由于人类的劳动和在劳动中产生的语言，促使神经系统，尤其是大脑得到了空前的发展。所以人类已经远远超脱了一般动物的范畴。

人体支架——骨

骨，指人或动物肢体中坚硬的组织部分，当被关节连接起来之后称为骨骼。同时也是人体重要的器官之一，骨最重要的作用是使人体有了一个基本框架。万丈高楼平地起，那需要钢筋混凝土做框架。而人类堂堂七尺之躯，完全凭借这副骨架来做支撑，因此一副健康结实的骨骼是健康的根基，当然人的高与矮也是由骨骼来决定的。

世界上最好的材料，从人体组织学来讲非

骨莫属。它是比钢还要好的材质，到目前为止还没有哪个科学家可以做出类似骨的材质。当具备了骨的韧性，却失去了骨的硬度；当具备了骨的硬度，却失去了骨的韧性。所以骨硬如钢，韧如弹簧，一点都不夸张。

比如我们人类的上肢骨肱骨可以承重174～276公斤，而我们人类下肢骨股骨（俗称大腿骨），据资料记载在其645平方毫米的面积上，所承受的压力可以高达2吨重。这是一个什么样的概念？比如我们乘坐的一般电梯，额定载重量是1000公斤，即1吨，按照每个人体重平均75公斤计算，一般电梯额定载客量是13人，也就是说，一个人类的股骨就可以承受26个人的重量，真是超乎想象。而人们比较熟悉的花岗岩，同样的面积只能承受1350公斤，松木只能承受424公斤。

股骨是人类全身最大最长的骨，平均长约43.6厘米，而人类最小的骨头是深藏在我们耳朵里的听小骨，由左右耳各3块小骨头构成。

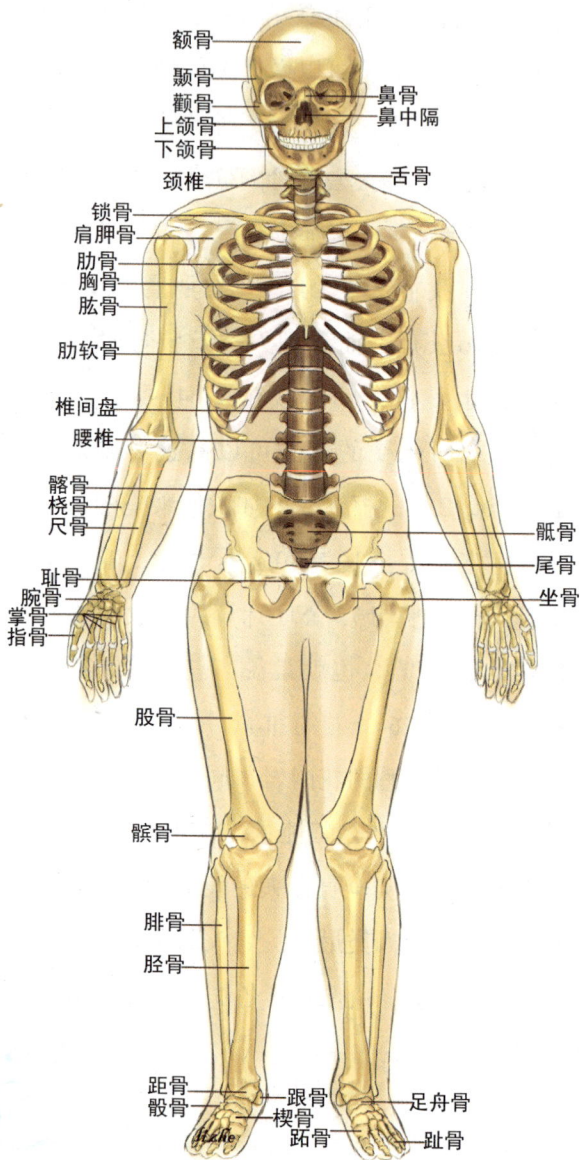

额骨
颞骨
颧骨
上颌骨
下颌骨
颈椎
鼻骨
鼻中隔
舌骨
锁骨
肩胛骨
肋骨
胸骨
肱骨
肋软骨
椎间盘
腰椎
髂骨
桡骨
尺骨
骶骨
尾骨
坐骨
耻骨
腕骨
掌骨
指骨
股骨
髌骨
腓骨
胫骨
距骨
骰骨
跟骨
楔骨
跖骨
足舟骨
趾骨

正面图

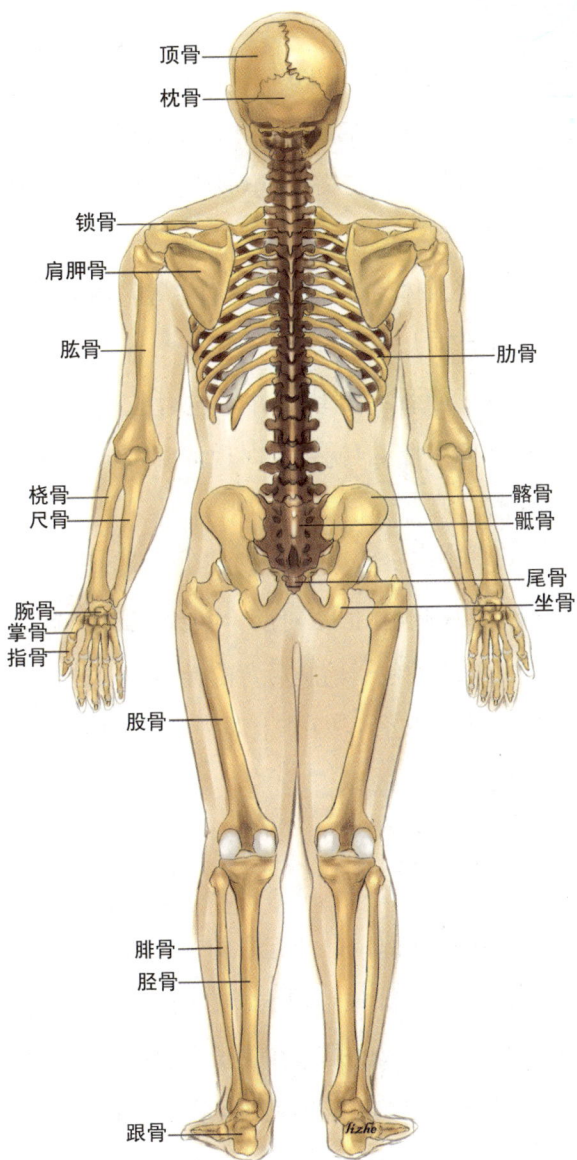

顶骨

枕骨

锁骨

肩胛骨

肱骨

肋骨

桡骨
尺骨

髂骨
骶骨

尾骨
坐骨

腕骨
掌骨
指骨

股骨

腓骨
胫骨

跟骨

背面图

1. 骨的分类

成人的骨共有 206 块，而新生儿的骨可以达到将近 350 块左右，因为，骨骼在人体生长发育的过程中，是需要进一步融合，从而增加其稳固性和灵活性。

按照人体整体布局，我们一般习惯把人体的骨分为三大类。

（1）颅骨：23 块（并不包含位于耳朵里的 6 块听小骨），就是平时说的头部或者脑袋的骨骼。

（2）躯干骨：24 块椎骨、1 块骶骨、1 块尾骨、1 块胸骨和 12 对肋，共计 51 块，就是我们平时说的位于前胸后背的骨。

（3）四肢骨：两个上肢，共计 64 块；两个下肢，共计 62 块。

2. 骨的表面形态

无论动物还是人的骨骼，其表面并不是一马平川，有的部位是凸起来的，有的部位是凹下去的，有的部位形成沟，有的部位形成窝。这些结构的形成就是人在生长发育的过程中受到了肌肉的牵拉、血管和神经的压迫导致的，同时为了增加运动性可动关节的吻合也会让骨的两端出现凸面或凹面。

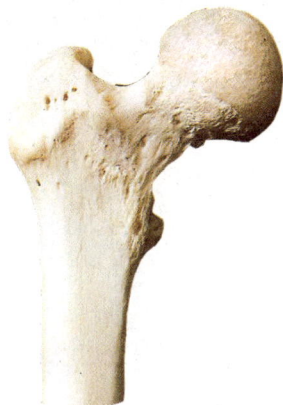

人类的股骨上端

3. 骨的构造

当我们用手去感知身体骨骼时，都是硬邦邦的。但是骨并不是像我们想象的都是硬的结构。骨有骨组织构成，配部在外边的我们称之为骨密质，就是我们能够感知到的，质地非常致密，有较强的耐压性。而在骨的内部，则是由一个叫做骨松质的结构构成，形似海绵中的小孔，由很多的骨小梁相互交织构成，就好比我们大家都非常熟悉的"十字绣"外观。

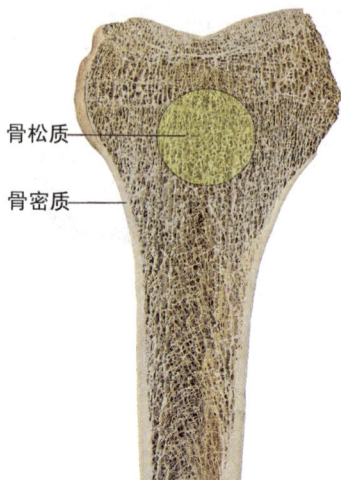

骨松质 ————

骨密质 ————

　　在骨的外表面，有一层外衣，我们称之为骨外膜。其含有丰富的血管和神经，对骨的营养、再生和感觉有重要的作用。如：我们的小腿前内侧面除了一层皮肤和皮下脂肪所覆盖之外，并没有肌肉作为护垫。所以当我们不小心碰到这个部位，会有一种钻心的痛。原因就是外力触碰到了骨膜，而骨膜有大量的神经末梢，这是我们感受到疼痛的根源。又如：骨折的时候，医生做手术给骨复位，都是尽量不损伤或少损伤骨膜，因为大量损伤骨膜会直接导致骨折愈合迟缓。平时我们说的骨膜，往往泛指的都是骨外膜。

在骨的内表面，有一层内衣，我们称之为骨内膜，有造骨和破骨的功能。

4. 骨的理化性质

任何组织都有其成分，骨当然也不会例外。骨主要由无机质和有机质按一定比例混合搭配而成。就好比我们建筑用的沙子和水泥要混合之后才是坚固的。

无机质：主要是碱性磷酸钙，赋予骨以坚硬与挺实。

如果去掉有机质，只保留无机质，骨就会变得非常脆，"骨灰"就是只剩下无机质的煅烧骨。

有机质：有着"骨内钢筋"的美誉，主要由骨胶原纤维束和黏多糖蛋白构成骨的框架，赋予骨以弹性和韧性。如：我们平时很多人喜欢吃的猪蹄就含有大量的骨胶原蛋白，在骨骼生成时，首先必须要合成充足的胶原蛋白纤维组成骨骼的框架，所以胶原蛋白又被称为"骨骼中的骨骼"。

无机质和有机质是绝妙的搭档，如果没有有机质，骨骼就像玻璃一样脆弱，如果没有无机质骨骼如橡胶柔软无力。如果去掉无机质，只保留有机质，骨就会变的柔韧无比，甚至都可以打成结。二者的有效结合能让人体完成各种动作，强度足以保护我们脆弱的器官，柔韧度可陪伴我们走到生命的终点。

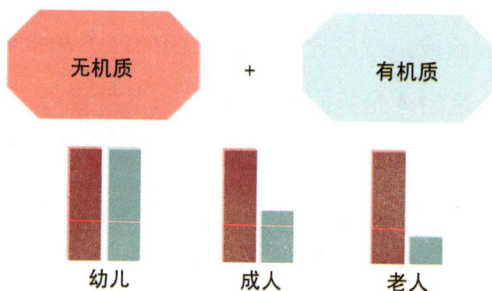

两种成分会随着年龄增长有着不同比例变化：

幼儿时期：骨的无机质和有机质各占一半，所以弹性较大，柔软，但易发生变形，当受到外力作用时，不易发生骨折或折而不断，幼儿骨折在医学上称之为青枝状骨折，好比春暖花开之时的柳枝。

成年人时期：骨的无机质和有机质比例约为 7：3，最合适。因此这个时期的骨具有人生中最大硬度和一定的弹性，较坚韧。

老年人时期：骨的无机质和有机质中，无

机质的含量会变得更大，并由于激素水平下降，影响钙、磷的吸收和沉积，骨质会出现多孔性，骨组织的含量也会随之减少，这样的表现就是我们很熟悉的骨质疏松症，此时骨的脆性较大，易发生骨折。所以随着年龄增长，老年人发生骨质疏松症的风险也会随之逐渐增加。

但是上述只是一个自然规律，如果长时间不运动，骨也会出现用进废退。

在许多骨骼深处有一种叫做骨髓的物质，他们每分钟可以产生 1 亿 2000 万个具有携氧能力的红细胞和 700 万个抗击病菌的白细胞。同时还能将血细胞运送到身体的其他部位，一些具有特殊作用的细胞，还会不断向骨骼表面铺设新的骨质。另外有些细胞做着相反的工作，把陈旧的骨骼一层层的清理掉。正因为如此，儿童和少年才会生长，成年以后我们的骨骼才会长期保持强壮。

运动的原动力——肌肉

肌肉是人体把化学能转换为机械能的机器，这个被称为"机器"的肌肉产生的力量能够运动肢体、扩张肺、输送血液、关闭和开放人体的一些管道，是迄今为止人们所熟悉的机器中最有效、最适用的机器。人体的肌肉组织约占体重的 40%～50%。但是人体每个部位所配部的肌肉虽然功能相似，但名称却不一样，所接受的神经控制也不一样。

能让我们有意识控制的肌肉称为骨骼肌，主要配部在头部、颈部、腹部、会阴和四肢等处，分布极为广泛，全身骨骼肌的数量约有 600 多块，因此每块肌肉都可以视为一个器官。人体大部分的骨骼肌都是牢牢地附着在骨的两端，所谓"骨肉不分家"其实就是指骨骼肌，很多的骨骼肌夹持着关节，这样肌肉收缩就可以带动关节的活动，在大脑统一指挥下让我们完成行走、伸展、弯曲、提物等看似简

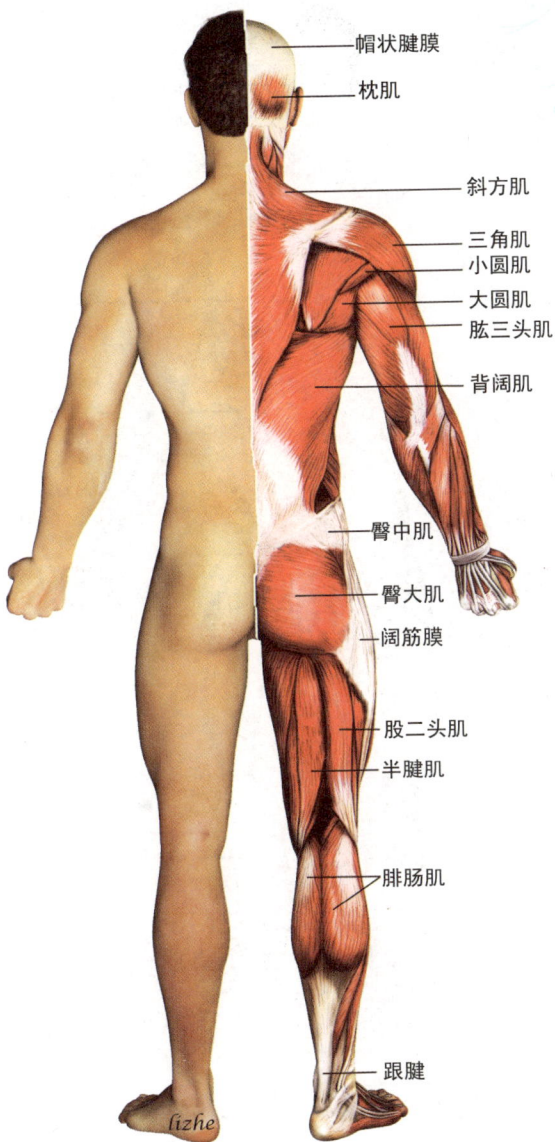

帽状腱膜

枕肌

斜方肌

三角肌

小圆肌

大圆肌

肱三头肌

背阔肌

臀中肌

臀大肌

阔筋膜

股二头肌

半腱肌

腓肠肌

跟腱

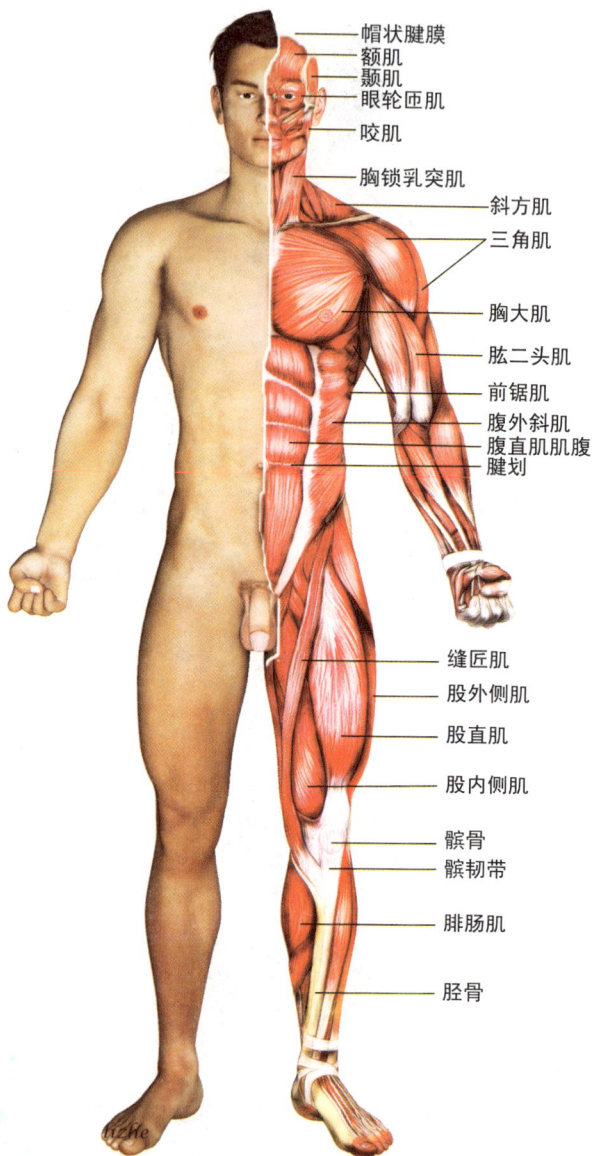

帽状腱膜
额肌
颞肌
眼轮匝肌
咬肌
胸锁乳突肌
斜方肌
三角肌
胸大肌
肱二头肌
前锯肌
腹外斜肌
腹直肌肌腹
腱划
缝匠肌
股外侧肌
股直肌
股内侧肌
髌骨
髌韧带
腓肠肌
胫骨

趣味人体手册

单却又极其复杂的运动，肌肉一旦发动起来，就会忘我的工作，直到大脑发出休息的指令才会停止工作。而在面部的很多肌肉并不是直接附着在骨骼上。身体有诸多运动也是由骨骼肌管理，但通常或根本不受意识支配，如呼吸运动、眨眼、吞咽，以及会阴部和中耳的肌肉运动。

我们无意识，不可以控制的肌肉称为心肌、平滑肌。心脏是一个特殊的器官，也是完全由肌肉组成的器官，所以在解剖学中把构成心脏的肌肉称为心肌。而参与构成胃肠道、泌尿和生殖管道、血管、真皮内（如竖毛肌，鸡皮疙瘩就是这个小肌肉在作怪）、眼睛里边控制瞳孔大小的肌肉、调节晶状体的肌肉，也是不受意识支配的，不是我们想停止就能停止工作的。

无论是骨骼肌、平滑肌还是心肌，它们的工作原理就好像海浪，后浪推前浪，不停的收缩和舒张。

在人体中最长的肌肉是位于大腿前内侧的缝匠肌，约有 30～50 厘米长；最小的肌肉位于中耳内的镫骨肌，只有 3～4 毫米。人体中变化最大的肌肉当属女性体内的子宫，肌纤维一般长 60～100 微米，当怀孕时可增加 10～20 倍。

肌肉的动力来自于哪里？如果将一块运动的肌肉不断地放大，我们就会看到数百条长长的肌纤维，会发现有两种蛋白质，肌动蛋白和肌球蛋白。它们的运动方式非常简单，像齿轮一样连接起来，紧紧地咬合在一起，然后再放松解除咬合，回到正常状态。我们的每个动作，都有这种机制催动，运动越多肌动蛋白和肌球蛋白的数量就会越多，骨骼肌的体积就会越大，就会越有力量。如举重运动员，举重时大脑会发出电脉冲，脉冲传导至肌纤维当中，这时肌动蛋白和肌球蛋白相结合，然后释放出能量。从神经到肌肉，这些系统进行了奇妙的合作，但无论是我们要参加奥运会，还是简单的准备晚餐、选购食品杂货等，如果没有这些基础设施的配合，都将无法完成。

体育赛事中免不了要检测兴奋剂，那为什么类固醇属于兴奋剂？

某些运动员和健美人士通过服用促蛋白合成类固醇，改变自身肌肉的大小和力量。首先我们要知道促蛋白合成类固醇属于人工合成的化学制品。对体内的激素分泌有着影响，如未经医生许可服用此类药物属于非法行为，关键是服用后很危险，但为了争取运动场上的胜利或看上去很高大威猛，却忽视了它的副作用，如痤疮、肝损害、侵犯行为等。

人体的运动枢纽——关节

人体要想有效的运动起来或者完成某一个动作，没有关节的存在，就会像一个僵直的木板。所以关节就是在人体关键的部位出现了必要的分节，有利于人适应环境，从而从事各种生产劳动。而人体解剖学中对关节定义分为两类，一类是不可动关节，另一类是可动关节。比如我们头颅骨的连接就是典型不可动关节的代表，锯齿咬合非常紧密。能够让我们自由活动的就是可动关节。平时所说的关节，泛指可动关节。

可动关节主要是指两个或两个以上的骨与

邻近的骨通过肌肉、韧带相连而成。为了适应其滑动，由外边韧带围成了一个腔隙称为关节腔，关节腔的存在就是能够让两个接触的骨面能够有效的运转起来。而想保证运转并不是件

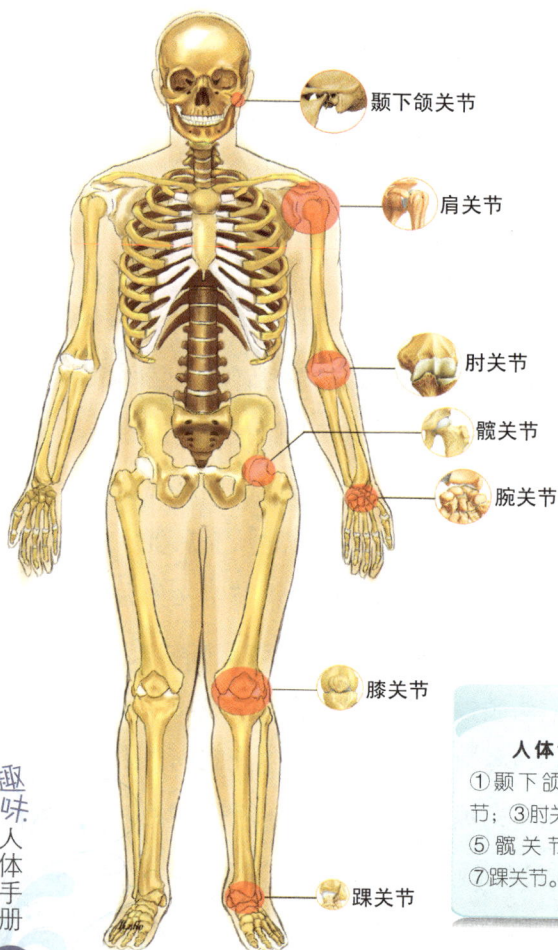

颞下颌关节

肩关节

肘关节

髋关节

腕关节

膝关节

踝关节

人体七大可动关节：
①颞下颌关节；②肩关节；③肘关节；④腕关节；⑤髋关节；⑥膝关节；⑦踝关节。

容易的事情，因为可动关节还有一个利器就是在骨的两端都有一个小帽子结构，这个结构就是关节软骨，非常光滑具有韧性，而且正常人的关节软骨终生都不会骨化。具备了这些运动的条件之后，就好比汽车要烧油，还要有适量润滑油，关节滑液是靠围成关节腔的关节囊内表面的滑膜层分泌，不但让关节滑动起来顺畅自如，也会滋养关节软骨。

人体最坚硬的器官牙齿

一副洁白的牙齿，很多人对其向往。牙齿作为口腔的排头兵对于人类或者大多数哺乳类动物都必不可少。除了人人皆知牙齿具有咀嚼功能之外，其实它对发音的调色也密不可分。近年来牙齿也成了美容的一大热点，作为描述一个人笑容的有力词汇，牙齿有着人体"钻石"的美誉，不是因为它价值连城，而是它为人类最坚硬、最牢固的器官，因此也最容易保存下来成为化石。所以牙齿成了研究个体发生和种系发生关系的最好标本，随着现代科技的发展，牙齿对于无法辨认的尸体有着重要的价值，在法医学中也有着举足轻重的地位。

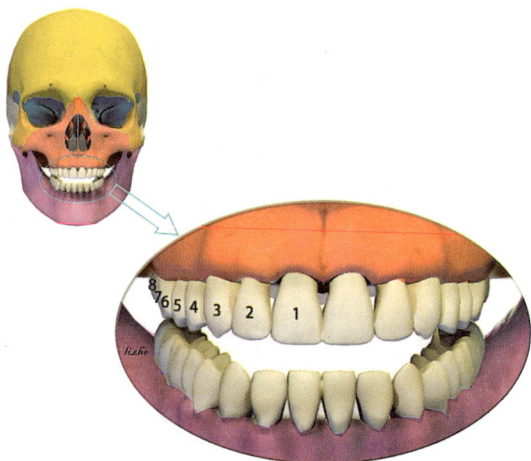

1. 中切牙　2. 侧切牙　3. 尖牙　4. 第1前磨牙
5. 第2前磨牙　6. 第1磨牙　7. 第2磨牙　8. 第3磨牙

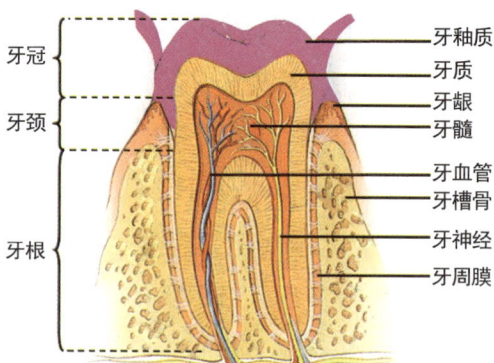

牙冠
牙颈
牙根

牙釉质
牙质
牙龈
牙髓
牙血管
牙槽骨
牙神经
牙周膜

除了人类之外，牙齿对于大多数哺乳类动物和其他的脊椎动物也是生存所必需的。但是牙齿的寿命和咀嚼过程中牙列的耐磨程度相关。如在非哺乳类的脊椎动物中，牙齿要不断地更换，这种情况称为多套牙，这和动物在一生中一直需要较大的牙齿有关。而哺乳类动物，一般有两套牙列，第一套称为乳牙，第二套称为恒牙，这种情况称为双套牙。但某些哺乳类动物，如老鼠，只有 1 套牙。人的乳牙一般在 3 岁左右出齐，共 20 颗；6 岁左右，乳牙开始逐个脱落，以恒牙替换之，一般在 14 岁左右出齐，数量为 32 颗。

在人类的恒牙中首先长出来的并不是门牙，而是位于里边的第 1 磨牙。第 3 磨牙（又名智齿）萌出的时间最晚，18～25 岁左右生长，正常为 4 颗，因为它属于人类行将退化的器官，所以发生阻生率较高。其中有 30% 的人是终生不会萌出的，此牙一般在青春期才会萌出。第 3 磨牙对于很多萌出的人来说都是一个梦魇，由于颌骨的发育并没有给这个"后来者"留出足够的空间，有的根本就没有空间。完全凭借种子的力量穿出，所以会导致有些人牙痛，因为没有空间预留，所以第3磨牙的牙根就可能会长偏或挤压前方的牙齿。牙医一般会给出6条理由拔掉智齿：①生长空间不足；②不易清洁；③蛀牙；④没有与之相对应的牙齿咬合；⑤侵犯邻牙；⑥阻生齿。

人的切牙和尖牙主要是用来切割、咬断和撕裂食物，想想我们吃鸡腿的情景，就会有感触。而前磨牙和磨牙则主要用于对食物的研磨和粉碎，这样可以很充分的和口腔分泌的唾液混合有利于食物消化，比如吃面点，咀嚼30～60秒我们就会感知到甜的味道，正是因为牙齿粉碎的面点经过唾液中的唾液淀粉酶将淀粉分解为麦芽糖，而糖类对于人体是非常容易消化的食物，这就是所谓的"细嚼慢咽"对人体消化的好处所在。

其实我们人类的上、下两列牙齿不是与生俱来就合适，这需要我们花费几个月的时间磨损，这样就达到了很好的契合度，所谓宝剑锋自磨砺出。有时候会遇见一些儿童牙齿之间的缝隙比较大，那是因为下颌骨（俗称下巴）的发育速度较快所致。

人类食物中的碳水化合物容易使牙齿患

有龋齿（细菌性疾病，可导致牙齿硬组织出现病损）和牙周病，在一定程度上我们可以通过把食物粉碎、软化，或烹调成容易消化的食物来克服。但人体有一个很有趣的消化规律，就是通过牙齿咀嚼粉碎的食物要比人工粉碎的食物更容易消化，主要的原因是由于口腔中分泌的唾液含有唾液淀粉酶的缘故。而对于人类，牙齿其实不再是生存所必需的，因此在漫长的进化过程中，人类牙列进一步的进化改变的因素受到了限制。但也不要小看这些牙齿的疾病，如果是非人类，完全可以导致物种的灭绝。

　　在生活中我们要区分什么是牙组织和牙周组织，这是两个完全不同的概念。牙组织是指牙质、釉质、牙骨质和牙髓 4 部分。其中牙质是构成牙的主体成分，颜色淡黄，但并不是牙组织中最硬的。釉质是牙组织中最硬的组织，同时也是人体中最硬的组织，覆盖于牙冠（口腔中暴露出的牙齿成为牙冠）牙质的外面，我们看到牙的淡黄色其实都是透过牙釉质见到牙质的颜色。牙骨质被覆于牙质的外面，因为结构与骨类似而得名。牙髓属于牙的中空部分，内含血管、神经和结缔组织，由于富含感觉神经末梢，所以牙髓发炎可以引起剧烈疼痛。牙周组织是指牙周膜、牙槽骨和牙龈 3 部分，对牙齿的保护、固定起着重要的作用。牙周膜就好比床单在牙槽骨和牙龈之间，可固定牙根和有效缓解咀嚼过程中所产生的压力作用。牙龈众所周知，血管丰富，颜色淡红，富有弹性，不能移动。

人体的搅拌机——舌

人的舌头是由肌肉组成的一个器官，我们可不要小看这么一个小小的舌头，它可以卷起来、伸出去、尝美味，而且舌的纹理每个人都是不一样的。它由 4 条神经支配和管理，具有吞咽、语言和味觉的功能，其实舌头并不都位于口腔之中，还有一小部分位于咽部。

吞咽是一种初级的反射，当食物或者液体刺激口腔时即发生吞咽反射。人类 24 小时约有 600 次吞咽，相当于 25 次 / 小时。但仅有 150 次和进食有关，剩下的吞咽动作多是发生在夜间无意识的空吞，主要是排空口腔内分泌的唾液。食团吞咽后由咽腔进入食管上端，食管肌肉即发生波形蠕动，使食团沿食管下行至胃。食管的蠕动波长约 2～4 厘米，其速度为每秒 2～5 厘米。所以成年人自吞咽开始至食管蠕动波到达食管末端约需 9 秒。食管内移动的速度，以流体最快，糊状食物较慢，固体最慢。水在食管中只需 1 秒钟便到达食管下端。

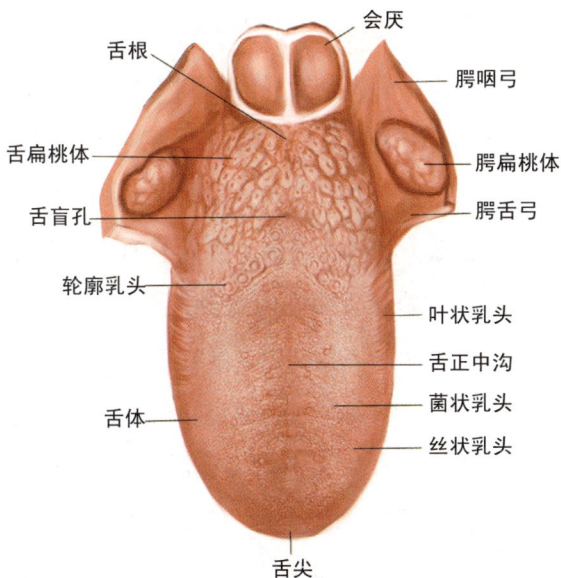

舌根

会厌

腭咽弓

舌扁桃体

腭扁桃体

舌盲孔

腭舌弓

轮廓乳头

叶状乳头

舌正中沟

菌状乳头

舌体

丝状乳头

舌尖

在舌的表面有许许多多的小突起，医学上称之为味蕾（或称味杯或味芽），顾名思义这些小突起就是专门让我们感受到酸、甜、苦、咸的，而辣觉是痛觉、热觉和基本味觉的混合。"辣"并不是味觉，而是痛觉，如皮肤接触辣椒水时，和舌的感觉并无差异，为什么有些人喜欢吃辣呢？因为辣味可以有效启动人脑镇痛系统，分泌内啡肽，这是何物，也就是我们人体自身生产的海洛因，会给人带来欣快感。人的味觉从刺激到感受到味道仅需 1.5 ～ 4.0 秒。在一些教材中会提到关于舌的味觉具有部位的特异性，其实通过研究表明，有的味蕾可以感知 4 种味道，有的只能感知 1 种味道，敏感性会随着化学物质的不同而出现差异。

人的味蕾一共分 4 种，菌状乳头、丝状乳头、轮廓乳头和叶状乳头。但是具有感知味觉功能的只有菌状乳头、轮廓乳头和叶状乳头。需要明确的是，平时我们说的味道其实是弥撒在空气中有气味的东西，通过口腔到达位于鼻腔顶部的嗅区，如果通过实验阻断这个通路，位于舌头的味蕾只能感觉一些水溶性的化学物质，这种对味蕾的刺激是人类较为重要的功能，因为在进食过程中可以很好进行选择，并且和消化吸收功能密切相关。

舌感受味道的功能如此强大，一定和配部在舌表面味蕾的数量密不可分，据统计人的舌头表面约有 5000 个味蕾，但个体差异较为明显，约 10000 个不等。每个乳头会有 250 个左右的味蕾。菌状乳头就比较少，平均约有 3 个。但是菌状乳头的数量是比较多的，位于舌前的 2 厘米处，数量可达 250 个。

舌苔为何物？其实就是覆盖在乳头表面的一层表皮细胞，这些细胞和身体内其他细胞一样会周而复始地推陈出新。乳头与乳头之间是存在微小缝隙的，这给一些微生物留下了很好的滋养空间。包括平时我们吃完食物后的少部分残渣也会留于上面。当身体抵抗力弱的时候，细菌便可大量滋生，表皮细胞推陈出新的速率也会大大增加，这个时候看起来舌苔就会增厚。由于不同细菌的代谢产物不同，甚至可以产生色素，就会造成舌苔的颜色变化。所以舌苔可以在一定程度上体现人体的生理或病理变化。

为什么舌头被称为人体的搅拌机呢？这是由于当咀嚼食物的时候，舌头会从食物入口的那一刻开始就不停地在口腔里蠕动，而且我们通常感知不到它会自动地将需要咀嚼的食物推送到我们的上、下两列牙齿之间。

常在影视剧或者文字作品中有很多咬舌自尽的场景或文字描述，那么咬舌到底能否自尽呢？其实到目前为止并没有科学依据能证明咬舌能瞬间毙命。舌有丰富的血液供应，如果咬断而致大量出血会导致人呛血，从而导致呼吸暂停，如果神志清醒呛血导致死亡的概率并不大。由于咬舌之后晕厥而毙命倒是有可能。况且舌有丰富的神经控制和管理，所以咬舌也可能引发心脏或者中枢神经系统的抑制。如果舌意外情况断掉，要及时将断掉的舌头保护好，等待专业救护人员。

伸舌看似一个简单的动作，其实可以预示一些疾病的发生。正常的人可以将舌头伸出口腔并固定于中间的位置，是一件很容易的事情。如果伸舌偏向一侧，可能是舌下神经麻痹或脑出血或脑梗死。甲亢的患者，还常伴有伸舌震颤。

舌可谓是日常生活中不可或缺的器官，无论与人交流，还是品尝美味，它都是重要的角色，所以舌也需要健康。

人体化工基地——肝脏

提到肝脏很多人并不陌生，但是往往我们认识这个器官都是因为一种恶性疾病"肝癌"。现在让我们详细了解这个人体最大的"化工基地"吧。

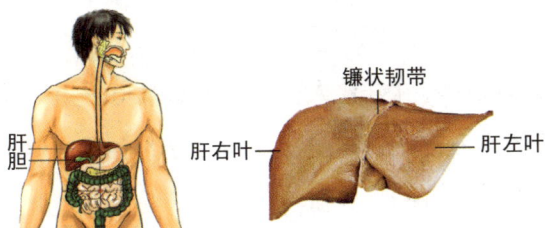

肝脏是人体内最大的消化腺，也是最大的实质性器官（器官内部没有大而相对固定的空腔），位于我们的腹腔，并占据了腹部右上方较大的空间，男性平均重量约 1.4～1.8 公斤，女性平均重量约 1.2～1.4 公斤，肝脏的形态很像一顶"前进帽"，新鲜的时候呈红褐色，当受暴力打击、碰撞时易导致破裂，由于质地柔

软又非常脆弱，所以不容易缝合。它是人类生命活动中所必需的器官，因为维持生命的基本要素是离不开食物的，食物是人体获取外界营养所必需的，除了水和无机盐不需要经过人体加工外，其余如维生素、蛋白质、糖等都要经过肝脏的再加工，所以肝脏具有维持体内平衡、供给营养保护及完成诸多新陈代谢的功能。

肝脏也是人体中血供较为特殊的器官，除了肝脏人体其他器官的营养是依靠富含氧气和营养物质的动脉血供应，器官吸收完这些营养之后就会将一些"残渣"代谢出来，然后被静脉吸收。静脉好比人体中的下水管道，里边流经的血液都是含少量氧气和养分的血液，但唯独进入肝脏的静脉血液具有丰富的营养。肝脏的营养是依靠动脉和静脉同时完成，进入肝脏的静脉称为肝门静脉，进入肝的动脉称为肝固有动脉，其中 30% 的营养成分来源于肝固有动脉，其余 70% 来源于肝门静脉。

为什么肝门静脉有大量的营养物质呢？因为人体营养吸收主要在小肠，小肠吸收完的养分首先会被肠系膜静脉吸收，而肝门静脉就是由肠系膜静脉和脾静脉汇合而成，所以我们就不难理解为什么肝门静脉有大量的营养物质了。这些营养物质是要送到化工厂进行处理，经过纷繁复杂的处理之后，被一根名叫肝静脉的血管把成品送出肝脏，进入人体的循环，通过动脉再输送到各个器官。所以解剖位置决定了肝脏成为了内脏血流的过滤器，是肠道免疫系统的第二道防线，具有良好的生物过滤作用，防止有害物质从肠道入肝波及全身。

现在让我们了解一下，肝脏这个化工基地都会生产哪些产品：

（1）胆汁：有些人认为胆囊是生产胆汁的器官，其实肝脏才是真正的发源地，胆囊只是暂时储存胆汁的小仓库而已。有些人在呕吐的时候嘴里就会有黄绿色的苦水，这就是胆汁。肝脏每天可以生产800~1200毫升的胆汁，相当于两瓶啤酒，而且胆汁是消化脂肪的杀手锏。如果肝脏存有疾患，对于脂肪的代谢就会出现障碍，很多经血液积存于肝脏内的脂肪就无法被分解和代谢从而导致脂肪肝，影响肝脏的正常生理代谢功能。

（2）代谢：有一个实验证明了肝脏的代谢对机体的重要性，将狗的下腔静脉和肝门静脉进行吻合，让肝门静脉的血液流经下腔静脉而不经过肝脏，结果没几天狗就死掉了，而把狗的胆囊结扎，则活得很好。

在我们的食物中，除了水和无机盐可直接被胃肠道吸收之外，其余的都要经过分解与合成。而这份工作基本上都是由肝脏来承担完成，包括有毒的物质，如酒精和药物都要经过肝脏代谢而变成无毒或者少毒的物质排出体外，这就是当肝脏患有疾病的时候，可能会出现中毒的原因，因此肝病患者的饮食和服药都应该保持一种慎重的态度或在专业医师指导下服用。所以肝脏也是人体最大的解毒器官。

（3）对糖的代谢功能：正常情况下，每100毫升血液中含有葡萄糖 0.1 克。当血糖浓度超过这个数值时，肝脏就会自动的将其转化为肝糖原进行储存，反之再转换为葡萄糖输送到血液中。但是肝脏存储的肝糖原不都是来自葡萄糖，它还可以把蛋白质、脂肪等当做原料合成肝糖原，在肝脏所存储的肝糖原可达100～150 克之多，如果每克血糖被完全氧化，所释放出的能量约有 1 千卡热量。这些糖原足以保证 1 名成年人每天 8 小时的工作量。

总之，肝脏有着几百种功能。承载着维持机体正常运转的工作。呵护自己的肝脏，就是呵护自己的健康。

人体第二大消化腺——胰腺

胰腺是人体的第二大消化腺，紧紧地贴附于腹腔后壁，可谓隐藏较深，体态修长，质地柔软，活体呈灰红色，长约17～20厘米，宽约3～5厘米，厚约1.5～2.5厘米，重约82～117克。

胰腺每天可以源源不断他产生1升左右的消化液，此消化液为无色的碱性液体，pH7.8～8.4，可以有效中和流经十二指肠内的胃酸，使胃肠道保持着弱碱性的环境，有利于肠道内多种消化酶的活动，不要小看这些酶的作用，假设人体所摄入的食物没有经过酶的有效分解，而直接进入人体血液，那么人就会很快死亡。所以胰腺出了问题，人就会出现消化不良的表现。

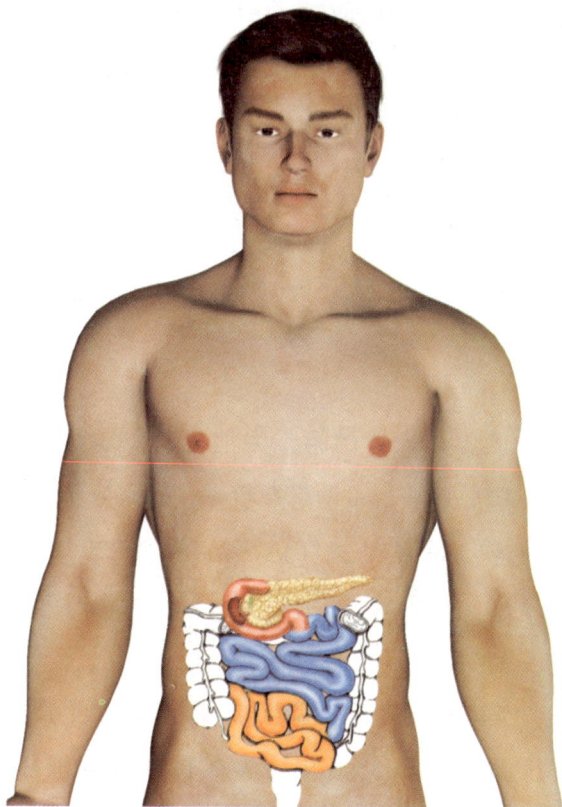

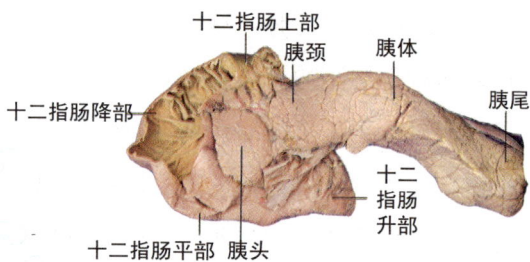

十二指肠上部　胰颈　胰体　胰尾

十二指肠降部

十二指肠升部

十二指肠平部　胰头

胰腺的分泌作用是靠两部分来完成的，一部分称为外分泌部，分泌的胰液含蛋白酶、脂肪酶、淀粉酶等多种消化酶，可以有效分解和消化蛋白质、脂肪。另外一部分称内分泌部，就是我们熟知的胰岛，散在于胰腺的实质内，好似大海中的一群小岛礁，这种细胞群的数量可达上百万个，看似数量庞大，但是整个胰腺的重量约占人体重量的 1.5% 左右，所以它的作用就显得格外重要。胰岛主要分泌胰岛素和胰高血糖素，胰岛素可以直接由胰岛释放入血液当中，胰岛素主要是降低血糖（葡糖糖）的作用，可不要小看这个作用，通过以下几种途径：①促进糖分解和氧化；②促进糖转变为脂肪；③促进血中葡萄糖转化为肝糖原储存起来，以备急需。而胰高血糖素是促使血糖升高的，在正常的状态下，人体中这两种激素是互相拮抗的，处于动态平衡，其实这是人体非常精密的调节。人体的能量来源主要靠血糖，所以血糖就是人体的燃料。看似眨眼、咬嘴唇的小动作，其实都消耗着能量，而控制这种能量消耗工作的非胰腺莫属。

我们再来了解下胰岛和糖尿病的关系。可以假设如果人的胰岛不工作了，那么血糖就无法供应细胞的能量消耗，此时细胞开始饥不择食，寻找能够给其能量的来源，如身体内的脂肪、肌肉中的蛋白质都成为细胞蚕食的对象，一旦这些组织被细胞所消耗，人就开始变的憔悴、无力、瘦弱。那么存在于血中的大量糖分，就会随着尿液排出体外，这就是糖尿病产生的简单原理。所以为了补充能量的过度消耗，糖尿病患者就会吃的比以前多很多，但仍会感觉到饥饿。由于血液中的糖分始终处于高水平，体内不能将其充分利用，肾脏又不能提供很好的重吸收作用，也就是说当餐后 2 小时的全血血糖≥7.8 毫摩尔／升（140 毫克／分升），血浆血糖≥8.9 毫摩尔／升（160 毫克／分升）时，可诊断为糖尿病。导致糖尿病患者每日尿量可达到 3000～5000 毫升，这就是多尿。由于尿量显著增多，细胞就会处于脱水的状态，此时就会通过体液调节刺激口渴中枢，刺激大脑提醒糖尿病患者多喝水，这就是多饮。所以不难发现每一个症状的出现，是一环套一环的，而且是恶性循环，这就是糖尿病的三多现象，称为多吃、多饮、多尿，其实就是葡萄糖被大量消耗的一种表现。糖尿病患者的尿液具有甜味，所以如果在外边排尿很容易吸引蚂蚁、苍蝇之类的昆虫。

胰腺也是人体中唯一一个可以自我消化的器官，当发生梗阻，长期饮酒，胰腺的小血管栓塞，手术损伤，细菌或病毒的感染等因素导致胰腺内的消化酶排出困难或者完全无法排出，此时强大的消化酶就开始消化胰腺，这就是临床上非常凶险的疾病，急性胰腺炎。

由于胰腺的位置在腹腔内较深，前与胃为邻，后以脊柱为墙，所以当胰腺病变的时候，在早期腹壁的体征往往不明显，从而增加了诊断的困难性。

人体的"苦水"仓库——胆囊

当遇到一些烦心的事情时，喜欢和别人

倒倒心理的"苦水",其实人体内真的有一个"苦水"仓库就是胆囊,而生产"苦水"的基地是肝脏,并非胆囊本身,这个"苦水"医学上称之为胆汁。

当人剧烈呕吐的时候,往往会觉得自己的嘴里异常的苦,那可能就是胆汁反流出来了。

人体只有一个胆囊,位于肝脏的下面,准

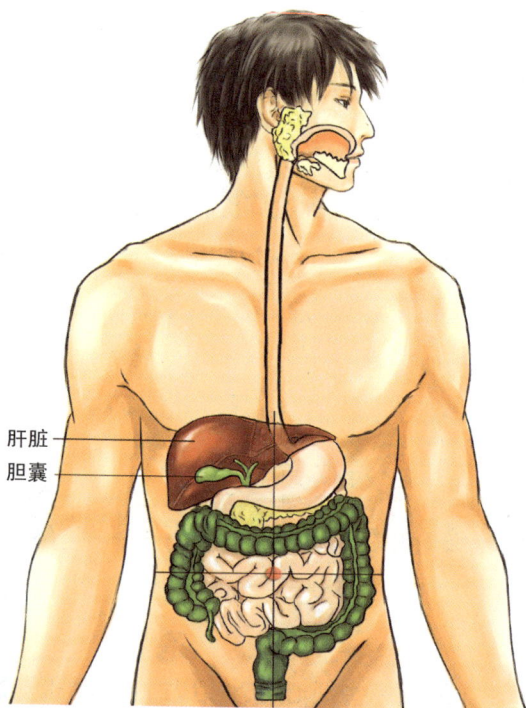

肝脏
胆囊

确地说应该是悬吊在肝脏的下面，有句成语"肝胆相照"很清晰的阐明了他们之间的位置关系。胆囊在正常情况下呈绿色或蓝灰色，外观非常像一个鸭梨的囊状器官，它的主用作用就是储存和浓缩胆汁，并能有效调节胆道内的压力。

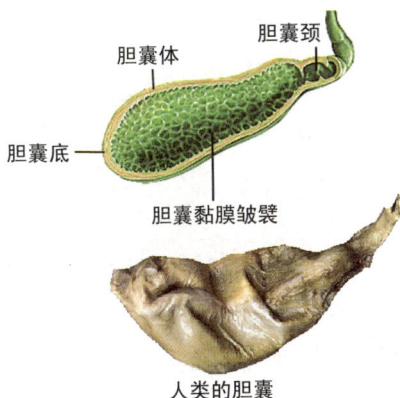

胆囊体　　胆囊颈

胆囊底

胆囊黏膜皱襞

人类的胆囊

成人的胆囊长约 7~10 厘米，容积约为 40~60 毫升。肝脏每天可以分泌 800~1200 毫升的胆汁。胆汁中含有一种叫做胆盐的成分，它可以将脂肪乳化为微小的颗粒分散于水中。如果胆盐与胰腺分泌的胰脂肪酶结合，对脂肪的分解作用将更强大。

那为什么脂肪的分解，对于人体显得重要

呢？就好比我们吃完饭刷碗，都要用洗涤灵。为什么洗涤灵能够去除油渍呢？其实和人体中胆汁对于脂肪的分解原理差不多。因为脂肪是不溶于水的，只要将其分解为脂肪酸和甘油就溶于水了。人体内对于脂肪是不吸收的，所以也要将其分解为可溶于水的产物方可被人体吸收。

如果没有胆盐对脂肪的分解，单纯的胰脂肪酶对于脂肪的分解能力是非常微弱的。这就是肝胆有疾患的人，为什么不能多吃油腻的食物。因为摄入过多脂肪，没有足够的胆汁来分解，肠道又不能吸收，反而会导致腹泻。有些维生素是溶解在脂肪中的，称为脂溶性维生素，所以只有脂肪分解的好，才能将这些脂溶性维生素吸收得好。

所以了解肝、胆、胰的功能，我们就会发现一个道理，平时不在乎我们能够吃多少好吃的食物，关键是能把自己的器官维护好，才能够让人体摄取足够的营养了。

人体变形金刚——胃

　　每逢佳节常伤胃。提起胃，人们首先反应的不是具体的位置，而是和很多相关的疾病联系，比如胃炎、胃溃疡、胃癌之类的疾病。

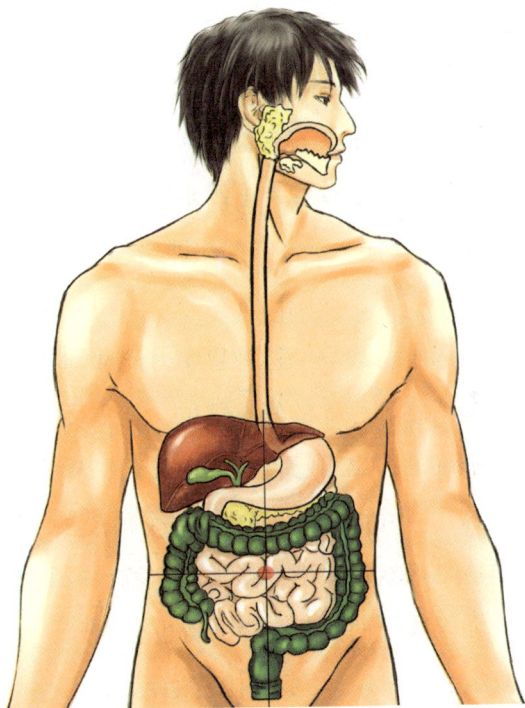

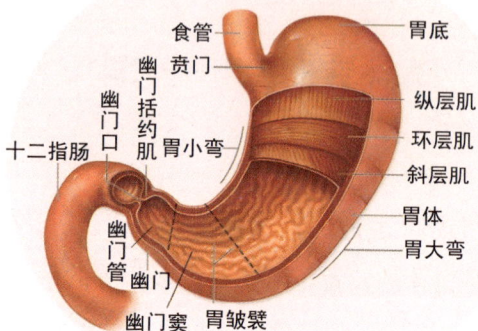

食管
贲门
幽门括约肌
幽门口
幽门
十二指肠
胃小弯
幽门管
幽门窦
胃皱襞

胃底
纵层肌
环层肌
斜层肌
胃体
胃大弯

胃，位于人体的腹腔，是消化管中膨大的部分，是一个具有弹性的肌肉囊状器官，呈"J"弧形。上接食管，下续十二指肠。胃按解剖学划分，一般分为四部，即贲门部、胃底、胃体、幽门部。而幽门部又分为幽门管和幽门窦，临床上将幽门部称为胃窦，此部和胃小弯附近是溃疡和癌症的好发部位。其实很多人并不能准确的指出自己胃的正常位置。几乎所有的人体图片中，胃被描绘成一个可爱的形状，其实这个形状往往都是指胃在充盈状态下的形状，如果连续两天不吃饭，胃也会出现自然的生理性的萎缩，大小只比普通肠管粗一些而已。

胃，就是人体内的变形金刚，它的位置会因为其内容物的多少和周围器官的影响而出现改变。如果我们以肚脐作为一个标志点，沿着肚脐分别画一条垂直线和水平线，就可以将人体腹部简单地分为 4 个区域。胃大部分位于我们左上腹。从胃的入口，即贲门到中切牙（俗称门牙）约 40 厘米。

胃的容量？出生的时候仅有 30 毫升，到了青春期可以增至 1000 毫升，成年可达 1500 毫升。胃的内部不是一马平川，尤其在收缩的时候好似层峦叠嶂，这些纵行的褶皱最大的用处就是可以增加食物与胃的接触面积。

胃的入口贲门与食管之间形成一个锐角，这个角可延伸到胃腔内形成一个较大的褶皱，这个褶皱可以起到一个阀门的作用，如当胃内的压力升高的时候，可关闭贲门。有效防止胃内的食物因胃内压力过高反流入食管。其实反流在很多人的日常生活中也会偶尔发生。所谓的胃食管反流病是由于食管下段和胃交接的部位括约肌出现了功能性问题，胃内容物反流入食管。此病可引起反流性食管炎，引起食管炎的主要因素包括反流物的腐蚀性，不能及时将反流物从食管清除，胃酸等具有腐蚀性的液体使得食管黏膜屏障受到损害。

胃酸是一种腐蚀性很强的液体，或者说它是一种危险液体，经过分析成分就是盐酸，可以腐蚀一把手术刀的刀刃。难道我们的胃比手术刀还要硬吗？当然不是，那是因为在胃的表面有一层膜称为胃黏膜上皮细胞，为了不消化自身，整个胃腔内表面都覆盖着这层膜，上皮细胞会不断地向胃腔内分泌黏液，形成一层厚的黏液层覆盖黏膜，加以保护，这层膜每天都会更新一次，如果没有这层膜，胃酸只需要几个小时的时间，就可以将胃融化殆尽。从胃的功能分析，它更趋向于存储食物，同时兼具小部分的消化功能。但是胃不被腐蚀，还有一种物质可以有效阻碍盐酸中的氢离子和氯离子以达到保护胃黏膜的作用。正是有了层层保护机制，胃酸才会安全的存留于我们的胃内，帮助我们消化美味食物。

胃的蠕动就像波浪一样，有序有节律地从上向下，我们一顿饭会吃下很多的食物，进入胃之后，胃通过这种蠕动的功能，就好比搅拌机进一步将这些食物加以混合分解为食糜，并以一定的速度通过胃的出口幽门向十二指肠进行排放。由于胃酸的存在，如果过多向十二指肠排放，就会引起十二指肠溃疡，能够起到控制作用的就是位于幽门的"卫士"幽门括约肌，它可以让这些食物以较小的流量向肠管排放。通过胃的这种蠕动功能，有时候我们能感觉到"咕咕"的响声。

胃对食物的排空时间一般在 1～4 小时，主要取决于进食量和进食的种类。排空最快的为碳水化合物，其次为蛋白质，最慢的就是脂肪。

要想理解胃炎、胃溃疡和胃癌之间到底是什么关系？就必须简要了解一下胃的微观结构。对于胃这种管型器官一般分 4 层，每一层都执行着不同的功能。好比商场或超市为方便顾客购物每一层或每一隔断所卖的物品都趋近相同。由内向外分为黏膜层、黏膜下层、肌层和浆膜层。

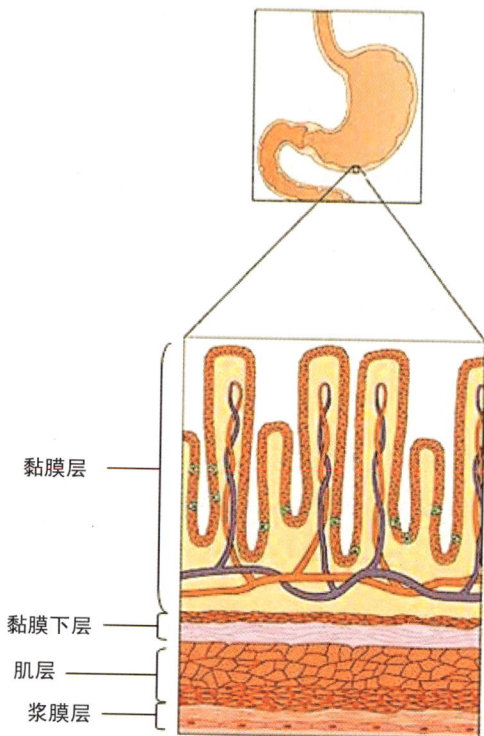

黏膜层 ——

黏膜下层 ——
肌层 ——
浆膜层 ——

图片引自：sciencephoto

（1）黏膜层：约 1 毫米厚，在正常情况下此层表面光滑，柔韧，大部分呈淡红褐色，幽门部呈粉红色。当胃收缩的时候形成纵行褶皱，胃扩张时则消失。其内含有大量的胃腺。胃腺主要位于胃底和胃体，胃壁内至少存在 5 种细胞：

①主细胞（又名胃酶细胞）：其表面有微绒毛。

②壁细胞（又名泌酸细胞）：胃酸（盐酸）就是此细胞的产物，而且还分泌内因子，而内因子是一种吸收维生素 B_{12} 所必需的糖蛋白。一旦受到内外环境的刺激，微绒毛的数目和表面积可增加约 5 倍，因为微绒毛对胃酸输送入胃腔功不可没。所以通过刺激可以有效加大胃酸的分泌量以适应身体的需要。反之微绒毛则暂时消失，本着进废退的原则。

③颈黏液细胞：更新速度较快，约 7 天。

④干细胞：相对没有分化的细胞，此类细胞好比橡皮泥，可以分化为各类腺细胞。

⑤神经内分泌细胞：常见于胃底和胃体，对于控制运动和调节胃腺的分泌起着重要作用。

（2）黏膜下层：比较疏松，含有大量的胶原纤维和弹性纤维。

（3）肌层：是胃的动力性结构，有 3 层平滑肌构成。

（4）浆膜层：相当于胃的外衣，可以和周

围器官进行滑润地摩擦。

通过上述，会发现和胃有关的疾病一般都是发生在黏膜层的。

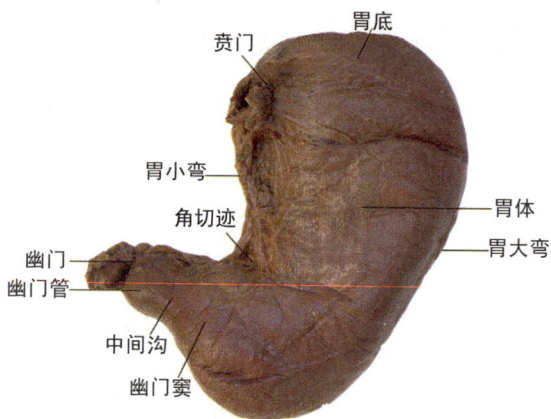

胃底
贲门
胃小弯
角切迹
幽门
幽门管
中间沟
幽门窦
胃体
胃大弯

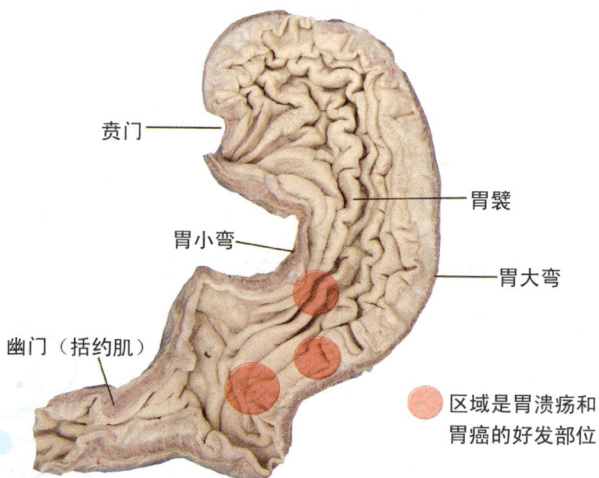

贲门
胃小弯
幽门（括约肌）
胃襞
胃大弯

● 区域是胃溃疡和胃癌的好发部位

胃炎，平时我们所说的胃炎其实是胃黏膜炎症的统称。在组织学中将其划分为急性和慢性。根据黏膜的损伤程度可分为糜烂型和非糜烂型。

慢性胃炎：主要是指黏膜层逐渐丧失了其功能，而出现一定程度的胃萎缩。常受伤害的是贲门，也可以累积到胃体，由于壁细胞受到伤害，泌酸的功能、胃蛋白酶和内因子都会减少。目前明确幽门螺旋杆菌（Hp）是慢性胃炎最主要的病因。

急性胃炎：多由药物（尤其是非甾体类消炎药）、大量酒精的摄入、浓茶、咖啡、急性的应激造成。而少见于胃插管的损伤、血管的损伤、病毒感染等因素。

胃溃疡，是指穿透至黏膜肌层的一种局限性损伤。溃疡面的大小从几毫米至几厘米不等。而糜烂和溃疡的本质区别就是穿透的深度，如果不累积到肌层就是糜烂，相对表浅，反之则为溃疡。严重者可导致穿孔引起剧烈腹痛。

胃癌，胃腺癌发生率占胃恶性肿瘤的95%，病因尚不明确，但与饮食和饮食环境相关。嗜烟酒、摄入过多的食盐、高盐的盐渍、熏制食品、亚硝胺类化合物的食物是诱发胃癌的相关因素。1994 年世界卫生组织宣布 Hp 是胃腺癌和胃黏膜相关淋巴组织淋巴瘤的一级致癌因素。最新数据显示胃癌每年发病率占新发癌症的 42%，建议 40 岁之后每年常规性胃镜检查。如果长期治疗无效的胃溃疡或大于 2 厘米的胃息肉，都必须提高警惕，及时进行正规治疗。

总之无论是哪种胃的疾患，除了外在环境的致病因素之外，重要的是要做到良好的自我健康生活习惯。经常吃新鲜的水果和蔬菜，健康的饮食，不抽烟，不酗酒，不大吃大喝暴饮暴食，不要饥一顿饱一顿，常做运动，每年做 1 ~ 2 次健康体检。如果胃部有不适感，尽快去医院做检查，早发现早治疗方为上上策。

人体营养吸收管道——小肠

小肠可谓是山路十八弯，迂曲的盘绕在

我们的腹部，是人体吸收和消化营养的重要场所。起始端连于胃的幽门，末端连于大肠，位于腹部的中间和下部，成年人的小肠约 6～7 米，但小肠的长度活体要短于尸体的，是因为死后由于小肠失去了弹性的缘故。小肠的长度与身高有关，但与年龄无关。

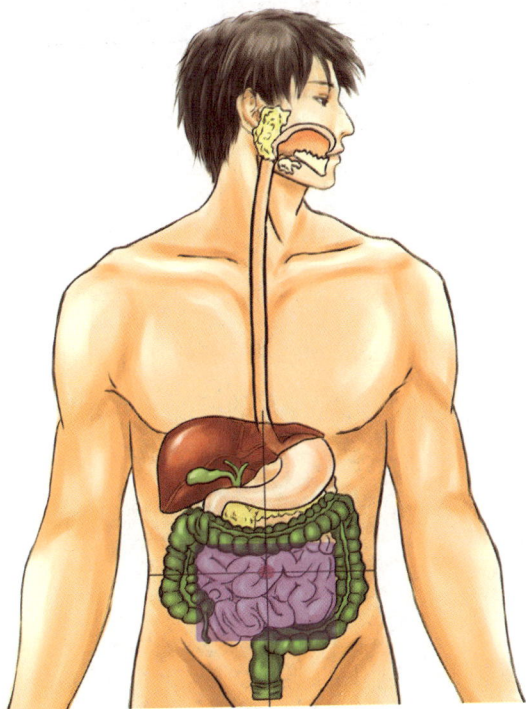

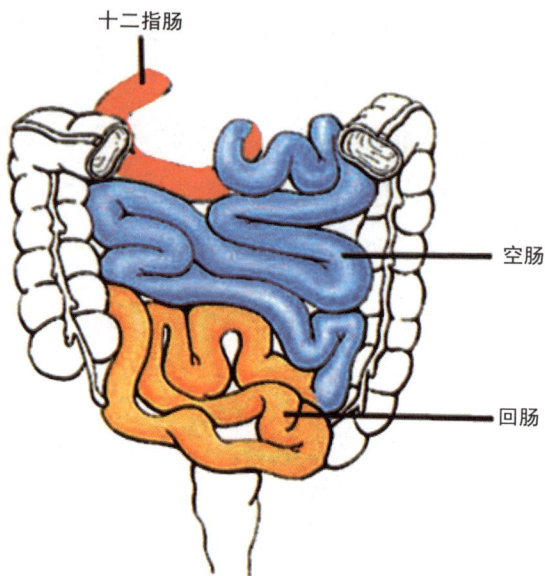

十二指肠

空肠

回肠

小肠只是一个笼统的叫法，它包括三部分：①十二指肠；③空肠；③回肠。

十二指肠是因为它的长度相当于人的 12 个手指并在一起横向的长度，故此得名。长度一般在 20～25 厘米，也是小肠中长度最短的，但管径确是最大的，可达 4～5 厘米。在人体中宛如一个字母"C"，十二指肠虽然短，但却是消化的咽喉，因为它的"地理位置"尤其重要，上端连着胃，接受着由胃排出的胃液，在十二指肠的中段肠管又要接受肝脏分泌的胆汁和胰腺分泌的胰液。因此流经十二指肠内的食糜就像奶油蛋糕制作的最后一步，往上面浇奶油。而这个奶油主要由胆汁和胰液构成，这样在进入到下一段肠管的时候非常有助于人体的消化。在关于胃的文章中提及过，胃酸的腐蚀性是非常强的，但是胃液最终还是要排到十二指肠，但是此段肠管并不像胃有铠甲般的保护膜，这个时候胰腺分泌的胰液就体现出了其优越性，胰液的碱性成分可以中和胃酸。

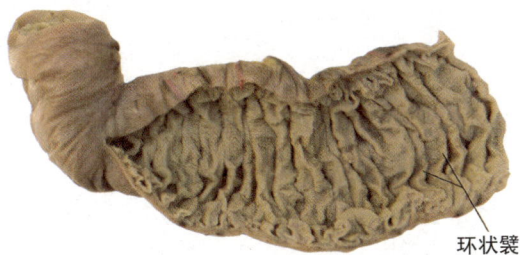

环状襞

　　食物在小肠内停留的时间，根据所吃食物不同一般是 3～8 小时，这么长的时间就是让我们的人体有足够的时间来吸收营养。如果我们打开小肠，里边也并不是一马平川，同样有很多很多的褶皱，这些褶皱的存在大大地增加了食物与其接触的面积，尤其是在空肠和回肠中这种褶皱非常多，可以说每两个褶皱之间的缝隙很小。在这些小肠的内壁上有大量的绒毛，戏称"小肠的汗毛"，在每个褶皱上会有 1000～3000 根绒毛存在，可以让小肠的吸收面积得到前所未有的加强，只有通过这些结构进行充分的吸收和加工，将蛋白质和碳水化合物等营养成分分解之后，才会进入人体的血液循环，但是像脂肪这类比较大的分子要进入淋巴才可以进入人体的循环系统。

气体吐故纳新的场所——肺脏

肺脏是人类维持生命的基本器官之一，位于我们的胸腔之内，左右各一。每一个肺脏从整体形态观察形似窝头，但是分叶却是不同的，左肺有 2 个肺叶，右肺有 3 个肺叶。正常的肺脏呈浅红色，如果切开来看，内部的结构就像我们平时洗澡用的浴棉，不但质地很柔软，还富有弹性。成人肺脏的重量相当于自己体重的 1/50，重量男性约为 1000～3000 克，女性约为 800～1000 克。

很多人认为只有吸烟的人肺脏是黑色，其实这是一个错误的理解，肺脏的颜色因人的年龄、职业、生活习惯等差异而不同，如新生儿的肺脏呈淡红色，成人呈灰褐色或深灰色。随着年龄的增长，由于吸入空气中的碳颗粒逐渐的沉积在肺脏表面的疏松结缔组织内，形成了黑色的斑点。颜色的变化，男性变黑的程度要比女性更加明显，特别是居住在污染地区或吸烟的人颜色会变得更加糟糕。

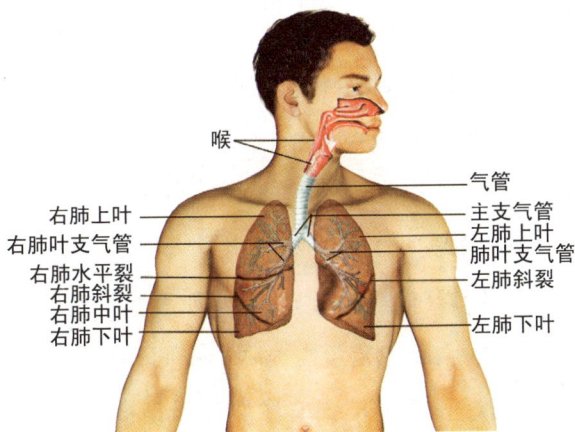

喉　　气管
右肺上叶　　主支气管
右肺叶支气管　　左肺上叶
　　肺叶支气管
右肺水平裂　　左肺斜裂
右肺斜裂
右肺中叶　　左肺下叶
右肺下叶

由于肺脏柔软并富有弹性，内含空气，比重小于 1，所以放在水里是不会下沉的。因为胎儿时期的肺脏是不存在气体交换的，所以胎儿或未呼吸的新生儿的肺内部没有空气，相当于没有膨胀的肺脏，这个时候的比重大，入水即下沉。法医学常用这个特点，判断死婴是产前还是产后死亡。

气体是如何进入到肺脏的内部，就是肺内的典型像树根样的结构，气管、主支气管、肺叶支气管及各级分支，将气体通过这些管道运进和输出的。

在人的呼吸过程中，真正起到作用的就是肺泡组织，肺泡位于肺脏的表面，是肺脏的最小呼吸单位，从微观结构来看就像是一串串的葡萄或肥皂泡。新生儿的肺泡数量在 2000 万以上，儿童时期数量可增加至 3 亿以上。如果把成人所有的肺泡平铺开面积可达 70～100 平方米。

肺脏是人体中少有的几个不存在肌肉的器官，所以肺脏的呼与吸，实质上属于被动过程。人的胸腔内是负压，随着我们的呼气肺脏会萎缩，吸气则扩张。虽然呼吸是被动过程，但由于有了的大脑呼吸中枢的控制，呼吸变成了人的自主行为，试想一下当我们睡觉的时候，根本无法感知自己在呼吸。

人的呼吸从本质来讲是对空气的一次过滤过程，然后经过肺脏的化学转换再输送给血液。而血液就是从肺脏的这种转换中得到了每个器官都必需的氧气和能量，从而保证人体的正常生命体征。从鼻腔到最末端细支气管的黏膜都有纤毛上皮细胞，在其表面形成了一层类似凝胶状液体，有利于吸附黏膜异物颗粒。由浆细胞分泌的溶胶层以利其纤毛的摆动。较大的颗粒尘埃可通过打喷嚏的方式直接从鼻腔排出，而 10~20 微米的颗粒则沉降于鼻咽部，由鼻腔黏膜的黏液，纤毛运动向后送至口咽，经吞咽入胃。而吸入到下呼吸道的颗粒其大小约为 2~5 微米，沉降在支气管黏膜上，借黏液、纤毛等运动将其向上推送。纤毛的活动可因黏液分泌物的干燥、变稠，或因吸烟、吸入有害气体及病毒感染等受到不同程度的损害。所以纤毛活动能力的降低导致呼吸道防御功能下降，容易诱发细菌感染。

人类呼吸空气的量很大，在平静状态下，我们每次呼吸的空气量约 500～600 毫升，我们平卧每分钟进出空气约为 7.6 升，坐位每分钟约为 15 升，走路每分钟约 23 升，跑步每分钟约为 47 升。其实这些数值关系到一个医学术语——肺活量，它是指在不限时间的情况下，一次尽力吸气后再尽最大能力所呼出的气体总量，这代表肺脏 1 次最大的机能活动量，即呼吸 1 次的最大限度，是反映人体生长发育水平的重要机能指标之一。成年男性的肺活量约为 3500 毫升，女性约为 2500～3000 毫升。但是肺活量受身高、胸围、体重和年龄的差异而个体会出现不同。如果你的肺活量低于标准值，可以通过适当的体育锻炼，尤其是游泳或矫正不良的站姿、坐姿和走姿来提高身体素质。

由于人类的肺脏和许多哺乳动物的肺脏只是执行着单纯的气体交换功能，并没有足够的空间来储存一部分氧气，以备人在紧急缺氧的情况下得到应用，所以人一般在缺氧的环境中总是表现出难受的症状。最简单的例子，人为什么不能在水下呼吸，就是因为人的肺脏是位于体内的，一旦水进入到气管就无法在呼吸了。而鱼的呼吸器官却在体外，那两个鱼鳃可以在水中有效的交换空气获取氧气。假如有一天能发明像鱼鳃一样的呼吸器供人类应用，就可以丢弃哪些笨重的氧气瓶了。

人体自然杰作——鼻腔

鼻子可谓是人类的杰作，不但具备呼吸的功能，也具备嗅觉的功能，鼻子高出于人的面部，就好像潮水退去暴露出的礁石，对于人类也是一个美的标志。别看小小的鼻子，其实应清晰的认识一下它的结构，鼻子的外形上窄下宽，很像一个门把手。上方比较窄称鼻根，下端比较宽称鼻翼，鼻根和鼻翼之间称为鼻背，两侧鼻翼中间的尖端称鼻尖。呼吸困难的患者，会有鼻翼扇动的症状。

人的鼻孔和鼻子的外观会因种族不同而有所不同，如国人的鼻背较低，鼻孔一般近似圆形。我们的鼻子不全是硬骨，摸摸自己的鼻尖和鼻翼，可以左右晃动，说明鼻子有相当一部分是由软骨构成的，即鼻上部是硬骨，鼻下部是软骨，还会被适量的脂肪所填充。

　　鼻子的不同部位皮肤的厚度也存在迥异，如鼻尖和鼻翼处的皮肤较厚，就像土地肥沃的地方容易长庄稼一样，这个部位富含皮脂腺、汗腺，因此成为了痤疮、酒渣鼻、鼻疖的好发部位，并且发病时伴有疼痛。

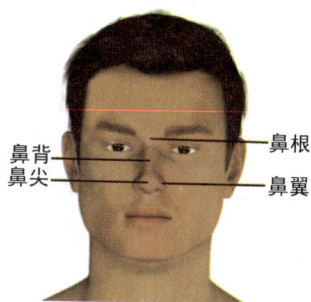

鼻背
鼻尖
鼻根
鼻翼

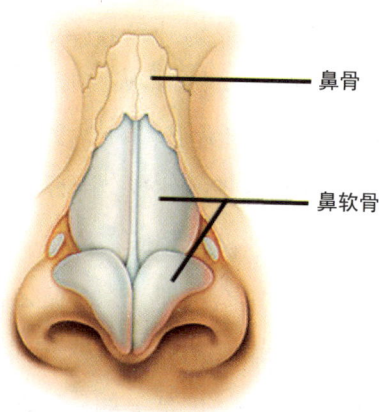

鼻骨

鼻软骨

鼻腔好比隧道，需要支架来维持一定的空间。鼻腔就是靠硬骨和软骨作为支架，内面被覆黏膜和皮肤，面积约达 160 平方厘米。鼻腔对外界的开口称鼻孔，是气体进出的门户。人有两个鼻腔，位于两个鼻腔之间的称为鼻中隔。

1. 鼻中隔偏曲

首先来了解解剖学中鼻旁窦的概念。在解剖学中"窦"有两个含义，一个是指骨学中的空腔，另一个是指血管中的静脉。因此鼻旁窦是指位于鼻子两旁和后部具有空腔的骨头。这些含有空气的骨头对于人的发音起到共鸣的作用，还可以温暖和湿润进入鼻腔的空气。为了有效产生共鸣，这些鼻旁窦都要有一个开口位于鼻腔之内。临床中所称的鼻窦炎是一个泛指的病名，因为鼻旁窦包括 4 对：①额窦；②筛窦；③蝶窦；④上颌窦。

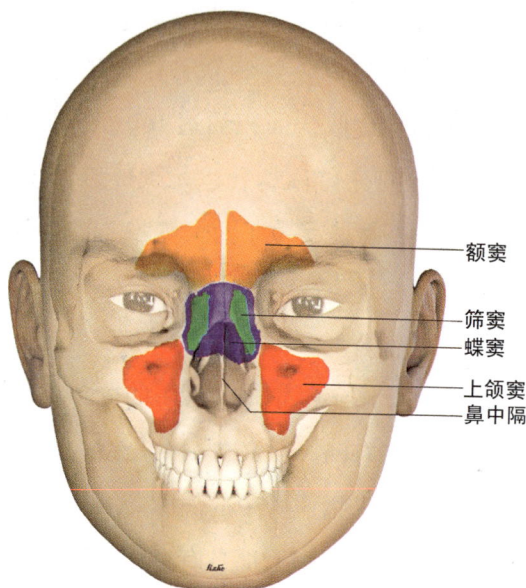

額窦

筛窦
蝶窦

上颌窦
鼻中隔

　　由发育异常或外伤导致的鼻中隔偏曲常
见，但通常无症状也无需治疗，鼻中隔偏曲可
引起鼻塞并使患者易发生鼻窦炎（特别是偏曲
阻塞于鼻窦的开口处），以及由于吸入干燥的
气流发生鼻出血。有症状的鼻中隔偏曲可用中
隔整形术或中隔重建术治疗。

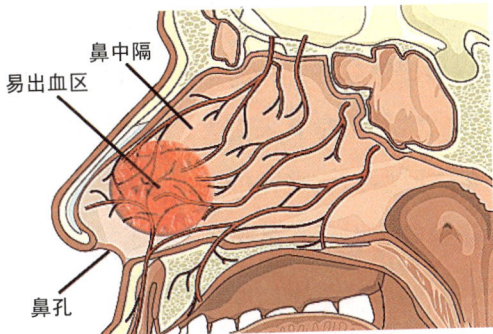

鼻中隔

易出血区

鼻孔

图片引自：aofoundation

在鼻中隔（两个鼻孔之间的隔断）的前下方血管丰富，位置表浅，外伤或干燥刺激均易引起出血，90%左右的鼻出血都发生在该区域，故称易出血区。所以哪侧鼻出血，就把哪一侧的鼻孔向内、稍向上按压就可以止血。如果双侧出血，就把两个鼻孔捏住。

在鼻腔的最前方，长有浓黑粗硬的鼻毛，会随着年龄增长而变白。它的作用好比过滤网，过滤外界的尘埃和净化吸入空气的作用。由于这个部位缺少皮下组织，使得皮肤和软骨之间紧密相连，所以当发生疖肿的时候疼痛感非常剧烈。

在鼻毛的后上方是一个比较宽阔的空间，称为固有鼻腔。在外侧壁上有3个向内侧突起的结构，称鼻甲。不要小看鼻甲的作用，人之所以形成这样的结构时因为当我吸入空气的时候，空气并不是直来直去，而呈一定旋转的方式进入呼吸道。这样可以把一些小的尘埃吸附于黏膜的表面。并且在固有鼻腔的黏膜中含有丰富的血管和腺体，可以有效提高吸入空气的温度、调节湿度、净化空气中的灰尘和细菌。所以人的鼻腔可谓是高级空调，我们可以做一个简单的实验，现在我们不用鼻子呼吸，而用嘴来呼吸，不超过 1 分钟，就会感觉到口干舌燥。所以感冒的时候医生建议多喝些水，其中一方面就是为了保持口腔的湿润。

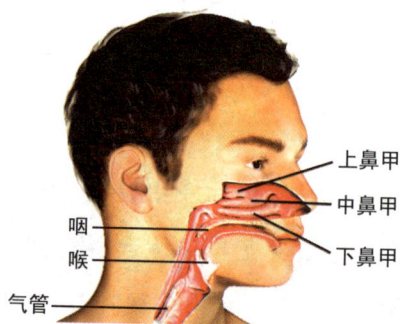

上鼻甲
中鼻甲
下鼻甲
咽
喉
气管

2. 打喷嚏

引起打喷嚏反射的感受器位于鼻黏膜，是

由三叉神经传导到大脑，引起的一种保护反射。打喷嚏前，鼻子变得酸痒。其过程一般为急促吸气，张嘴，再一口气将空气送出，此时所产生的气流时速可达 50 公里。打喷嚏时，唾液会形成 1000～40000 粒飞沫随空气高速喷出，时速达 160 公里（即每秒约 44.4 米），因此是众多传染病的传播媒介。直径大于 100 微米的飞沫很快落地，小粒飞沫水分部分蒸发后，形成气溶胶，可以在空气中悬浮几个小时或更长。

打喷嚏是一种本能反射，很难控制。出于礼貌和公共卫生，不应该把飞沫喷到别人身上，最好是用手帕、面巾纸掩口，实在来不及用手背、手心、袖子、肘弯处也可以，但不能紧捂口鼻打喷嚏，会对中耳和鼓膜产生压力，不利于健康。另外，喷嚏时上身有激烈的运动，要注意避免因此扭伤腰部。

鼻腔内非常湿润，是因为被覆着面积很大的黏膜，鼻腔的黏膜包括两部分，一部分为嗅黏膜，面积约为 5～10 平方厘米，一部分为呼吸道黏膜，总面积约为 160 平方厘米。在黏膜内有黏膜细胞的存在，每个黏膜细胞上都有 25～30 个纤毛，他们可谓是鼻腔卫士，就好比清洁车上边的扫把，每分钟可以摆动1000次。但纤毛的脾气大得很，对鼻腔黏膜温度要求很高，如果温度在7℃～10℃就罢工了，18℃～33℃就非常活跃，35℃以上活动能力逐渐减弱，就好比天气热起来人们也懒得动一动，43℃～45℃也会罢工。可见纤毛对温度的要求低了也不行，高了也不行。

鼻腔内的黏膜腺体每天可以分泌大约1000毫升液体，pH5.5～6.5，液体在鼻腔内的排出速度为每分钟4～6毫米，灰尘排出的时间为15分钟。

每天24小时流经鼻腔的气体量可以达到惊人的10000升，如果换算为气流速度可达到0.4升/秒，意味着气流只在鼻腔内停留约0.05秒的时间。

嗅区嗅出人间几千味

人类的鼻子不但有呼吸的功能，同时也具备嗅觉的功能，想想大千世界各种味道，有些让人流连忘返，有些让人掩鼻而泣。气味可以让人警觉，让人平静。我们高级的人类拥有着许多傲人的器官功能，嗅觉当属其一，迄今为止人类可以分辨大约 2000～4000 种不同的气味。地球上大约有 800～900 万种物质，但并非各个有其味道。能让人类的鼻子感受到味道的东西，是从物体的表面所释放出来的气体分子。有些不能转化为气体的物质，无法对嗅器造成刺激，因此就不存在所谓的味道。虽然也有无臭无味的气体，但大部分气体状的分子都有味道。气味本质上是人体对化学物质的感知而已，如象征爱情的玫瑰花香味，其实就是苯乙醇的气味；如巧克力的郁郁浓香中含有 300 多种化学物质；海产品过了保鲜期会产生腐败的臭味，就是三甲胺的气味，而三甲胺就是细菌的副产品。

有很多的因素能影响嗅觉灵敏度。如气温升高、湿度升高，年龄增大和常年接触刺激性气味等都会使嗅觉下降；又如我们餐前嗅觉灵敏，餐后嗅觉下降。一个人的鼻孔大小也是在不停地变化，那是因为鼻孔周边的血管几小时就会有所变化导致的。但是香水调香师和味觉专家可以分辨出将近 10000 种气味的味道，是常人的数倍。嗅觉在嗅觉敏感的动物行为中起主导作用，虽然人的嗅觉和其他哺乳动物相比只属于中等程度，但要比人们想象的更有意义。

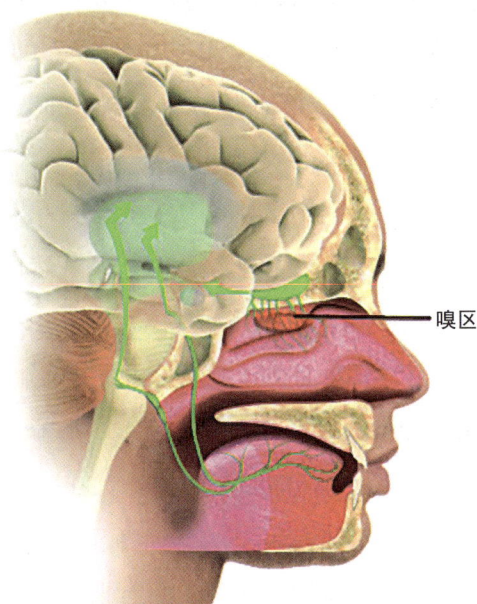

嗅区

图片引自：dk books

　　嗅觉到底是如何产生的呢？在我们人类鼻腔的顶端有一个小的区域，称为嗅区或嗅上皮，面积可达 5~10 平方厘米，厚度可达 60~100 微米，比邻近呼吸上皮厚得多。在嗅区的内布满着将近 500 万个嗅细胞。嗅细胞的前端突起称纤毛，从嗅上皮的表面伸出，摄取被黏液溶解的味道分子，这个味道的信息会转化为电信号，经由嗅神经和嗅球传送到脑部，识别各种味道。嗅细胞的另一个独特的现象是终生都在更新，但是随着年龄的增长，老年人的嗅觉功能明显减退，是因为嗅细胞随着年龄增长而减少，具有识别能力的嗅细胞纤毛逐渐被呼吸上皮细胞纤毛所取代，所以嗅觉功能的逐渐减退伴随着衰老而发生。

呼吸和发声的门户——喉

我们常在武侠小说中读到"锁喉"二字，说明其重要性，喉也是人体一个要害的部位。对于人类或哺乳类动物，喉不仅是气体进出的通道，还是一个发音的器官，可以说人的声音源于喉。所以喉一旦出现紧急情况，不但会造成呼吸困难，发音也会随着减弱甚至丧失。

喉的解剖结构是由软骨作为支架，借韧带和纤维膜相连接。而喉的运动借助于喉肌完成。喉还对下呼吸道起到了很好的保护功能。

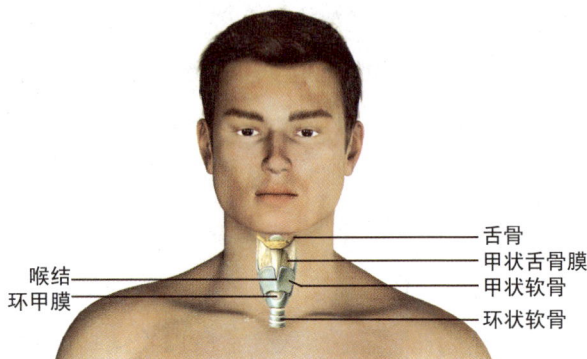

舌骨
甲状舌骨膜
喉结
环甲膜
甲状软骨
环状软骨

　　喉是呼吸道的门户，主要由喉软骨和喉的肌肉构成。喉的构造看似简单，其实运作起来是非常复杂的，它可以精确地指挥气体和食物的走向。现在让我们了解一下喉的工作原理，喉虽然只有 4～5 厘米的高度，但却是整个呼吸系统的支架，当要把咀嚼好的食物吞咽下去的时候，首先是我们的软腭向上，有助于堵住我们的鼻后孔，避免食物从鼻孔流出，吞咽的过程就是一个喉上提的过程，舌头的根部向后输送，就是这样一个上提、后退的过程就会让一个叫做会厌的结构将喉上端的开口封闭，以让食物顺利进入食管。如摸一下自己的喉结，然后自己做一个吞咽动作，就会明显感知到喉的上提运动。

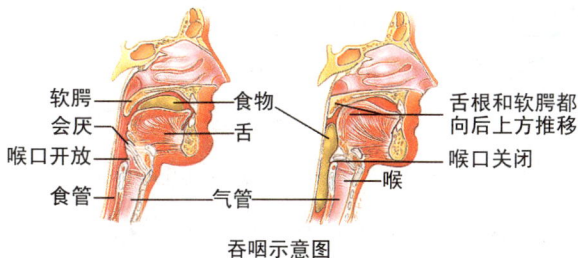

软腭 —— 食物
会厌 —— 舌
喉口开放 ——
食管 —— 气管

舌根和软腭都
向后上方推移
—— 喉口关闭
—— 喉

吞咽示意图

图片引自:《Principles of Anatomy and Physiology》

　　大自然赋予了人类语言，但是再美的语言也要靠声音来表达，在喉的内部就有一个这样的弦状结构，看似简单至极，但就是它赋予我们美丽而动听的嗓音，这就是声带。不但会发声，也是控制气流进出的唯一阀门。当声带靠近，通过气流的震动，我们就会发出声音，如果两个声带远离就是我们在呼吸。如果两侧声带缩紧，我们就会发出高调，反之则是低沉。所以人在正常情况下是呼气的时候才会产生声音，我们吞咽的时候，相当于是气体进入的过程，所以不可能边吞咽边说话。

　　从喉发出的声音，其实属于原生态，声带与嘴的距离有 18～20 厘米，当声音经过的时候，我们的舌头、牙齿、鼻腔、鼻旁窦都会对声音加以润色。任何声音的产生，都需要有能量的来源和产生振动及共鸣的结构。而人类产生声音的能量就是靠呼出气体所产生的动力。如说话和唱歌时候所产生的力分别是 7 厘米水柱和 5～30 厘米水柱，所以不同的力量一定会产生不同的音量和音调，呼气的间歇就是说话产生停顿的原因。发音时所需要的力量主要是呼气肌松弛所产生的，主要是膈肌的松弛，膈穹窿上升所致。这些肌肉不但可以影响音调而且还能够影响音量和发声的间期。而腹前壁的肌肉可帮助用力呼气和延长呼气。因此在大声说话和无需停顿吸气而持续讲话时，上述肌肉起到重要的作用。

　　喉内双侧声带共同作为发声的振动装置，其原理非常复杂。就好比提琴上的弦，长度、厚度和紧张度都可影响声音的音调，但是人的发声不能单纯的用声带振动来解释，特别是在歌唱的时候。声带厚度的改变也可以影响音调，如喉炎的时候，声带水肿引起声音嘶哑，就是声带厚度改变而引起的。

　　喉除了上述两个作用，还有一个作用就是"咳嗽"，这是人类重要的反射，有人曾把这种反射称之为"咽喉的卫士"，生活中，我们有时候会遇见这样的情景，嘴里边正在咀嚼着很多的食物，此时一个事情让你破口大笑，这是非常危险的，因为此时喉就有可能不知所措，导致的后果就是食物进入我们的气管，这种呛咳的感受，应该很多人都有过。力气大一些就会从你的鼻孔喷出来，力气小一些就会从你的嘴里出来，但上述情况还是比较幸运的，因为毕竟将这些本不该进入气管的异物咳出来，如果没有咳出来，那就只能去医院了。如果是较大的异物，如果冻、肉等一些大块食物卡在了喉，那就麻烦了，抢救不及时可以导致死亡。因为只要出现食物或者刺激性的气体，误入喉部，此时喉就会通过声带的紧闭方式来封锁，此时人就会出现咳嗽了，这种喷射的速度可达每小时 320 公里，将异物排出体外。

为什么男女的声音会有差异，儿童和成人的声音也会有差异呢？其实这和声带的长短直接相关，女性声带平均长约 17 毫米，男性平均长约 22 毫米。长度的差异使声音产生了明显的差异，这好比琴弦的长短，小提琴和大提琴的区别。

所以在喉的进化过程中，形成了复杂的

支架结构通过神经对喉肌的精细调节，使其能够让呼出的气流产生高度复杂、不同音量、不同频率的声音。其实许多动物都具备发音的喉，用于同类成员之间广泛的行为交流，如繁衍养育后代、群体之间的交流合作、社会等级制度的创造、恐吓、猎食、防卫等。在哺乳类动物中，灵长类动物喉的发育是最高级的，因此使得社会行为的交流达到最高程度的发展。复杂性的语言使人类成为动物王国最优秀的族群，因此喉的作用不仅仅是呼吸的门户和语言的发生地，更重要的是它让族群的交流达到了空前的繁荣。

人体血液过滤器——肾脏

人的肾脏共有两个，位于腹腔脊柱的两侧，形似蚕豆，就像两个保安一样，保护着我们的身体，长度约 8~14 厘米，宽约 5~7 厘米，厚约 3~5 厘米，重约 134~148 克。

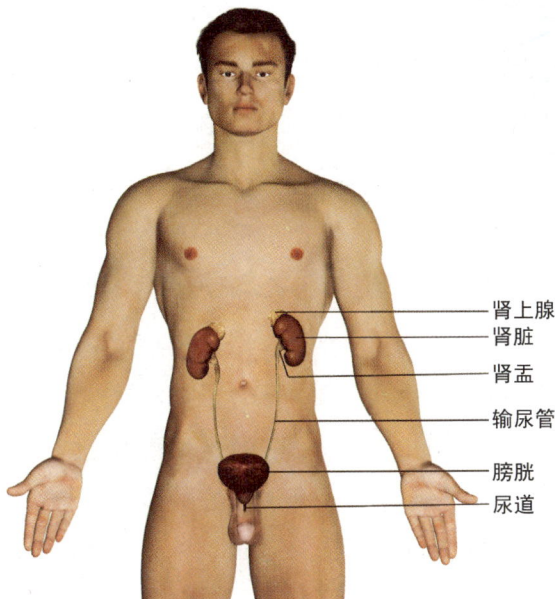

肾上腺
肾脏
肾盂
输尿管
膀胱
尿道

　　不要以为肾脏只是尿的生产基地，其实肾脏的精密过滤作用和调节体内环境的平衡和稳定举足轻重，如果肾脏出现了故障，很快就会给人以警示。我们都知道大肠是人体垃圾处理场，其实肾脏也是一个隐蔽、高效的垃圾处理场所，肾脏看似不大，但它的血管却非常粗大，每分钟摄氧量可达 16 毫升，每分钟经过两肾的血流量可以达到 1000～1200 毫升，经过层层筛选，尽可能的净化血液，剔除有害物质。

　　肾脏的功能不但可以刺激红细胞生成，还

可以有效监控血中钾、钠的含量，维持体内水的平衡。肾脏从表面来看好像没什么稀奇，其实内部机关复杂，构成肾脏最基本的单位称为肾单位，数量可达几百万个，在显微镜下就像一个弯曲盘旋的蚯蚓，这个结构称为肾小管，如果把它一根根的都拉直连接起来，长度可达 110 公里左右，这个小管道可谓是严格把关，毫不留情地将一些红细胞和重要的大分子拒之管外，如果这个小管道出了问题，让这些本该拒之门外的物质进入，这对于人类来讲，则是一个灾难性的后果。肾小管除了严格把关之外，还有超强的重吸收功能，可以将 99% 的液体进行重吸收，保证让重要的生命物质会重新回到血液当中。

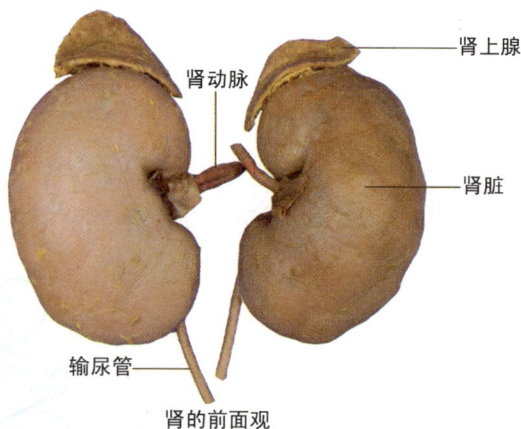

肾上腺

肾动脉

肾脏

输尿管

肾的前面观

举个例子，如果我们喝了两杯糖水之后，排出的尿液拿去化验会显示出你的尿糖是相当高的，堪比糖尿病患者的尿液。如果我们喝了两杯盐水之后，排出的尿液中钠的含量也会很高。其实盐是很容易吸水的，比如寒冷的冬天道路布满积雪，有些城市就会往道路上撒盐，这样路面中的积雪就会很快融化掉，如果过多盐分得不到肾脏的过滤，积存于我们的体内，这样含盐量高的液体就会向血液和细胞间的间隙内聚集，会让我们出现面部、腹部、足部的水肿，这就是为什么一些肾脏疾病的患者会出现水肿的原因。当治疗不及时，这种液体就会越积越多，心脏的负担也会越来越重，慢慢地变成了小马拉大车的颓废局势，死亡风险增大。

肾脏对钾的控制也是相当严格的，钾是人体酸碱平衡必需的元素，如果体内钾的含量减少，就会使肌肉出现萎缩，特别是让我们呼吸的肌肉。如果体内含量稍微多一些，也是非常可怕的，最糟糕的是它可以让心脏骤停，所以肾脏可以将我们摄入多余的钾，以尿液的形式排出体外，如果我们体内的钾含量不足，肾脏就像葛朗台一样看护着它。含钾的食物有肉类、豆类、谷类、水果类等。所以高钾饮食并不是对每个人都适用，急、慢性肾功能不全，尿少或无尿，钾不能及时被排出；休克或肾上腺功能不全等不仅不能补钾，而且要控制钾的摄入量。

何谓"尿毒症"？是指急性或慢性肾功能不全发展到严重阶段时，由于代谢物的蓄积和水、电解质和酸碱平衡紊乱导致内分泌功能失调而引起机体出现的一系列自体中毒症状称为尿毒症。就是常说的肾功能衰竭综合征，简称肾衰。

肾衰其实就是一个健康的肾脏逐渐衰退到功能尽失。其隐蔽性很强，因为这种病是一个渐进的过程，初期往往不被人所重视，号称"杀人于无形"，现在此病发病有上升的趋势，尤其是糖尿病导致的肾衰更是呈上升趋势。

尿液属于人类和脊椎动物为了新陈代谢的需要，而从肾脏产生，经过输尿管输送，膀胱暂时储存，最后经尿道排出体外的液体排泄物。正常人每天排尿量约在 1~1.5 升左右。

如果每天的排尿量长期在 2.5 升以上，称为多尿，而 0.1 ~ 0.5 升称为少尿。大于或小于正常排尿值都是预示着身体有疾病。

人体储水罐——膀胱

膀胱是人体中唯一一个能够暂时储存尿液的囊状肌性器官，号称人类的"储水罐"。它收纳由肾脏产生的尿液，并由输尿管输送进来，容积的大小或周围器官状态的不同，都可能对膀胱产生影响，如男性的膀胱后面紧邻直肠，而女性的膀胱则与阴道前壁密切相邻。

膀胱是否有性别之分呢？其实从形态学角度，二者还是有些区别的，人体中控制排尿的肌肉称为逼尿肌，位于膀胱的最下边，区别在于女性的逼尿肌是比较细小的肌束，而且呈斜行或纵行。因为男性在膀胱和前尿道之间多了一个前列腺的缘故，促进排尿的逼尿肌纤维可以延伸到前列腺的前部，像领口的形状在环绕。除了这种区别之外，由于女性膀胱的最下端刚好紧邻着另一个控制排尿的结构肛提肌和尿道括约肌（男性膀胱最下端是前列腺），它对关闭尿道起着重要的作用，在女性分娩或年龄增长的时候这些控制排尿的装置作用会逐渐减弱，这种后果就会导致肛提肌和尿道括约肌的工作不能正常的完成，从而导致有时候无法控制住自己的尿液。

其实膀胱的排尿机制要比我们平时倒掉一盆水复杂得多，说得通俗一些，膀胱排尿的过程首先来自于膀胱顶部的蠕动，然后再通过其下部的逼尿肌收缩，让膀胱里边的压力升高，从而压迫性的将尿液挤出去。孕妇随着妊娠期的增长，子宫对膀胱的压迫也会越来越大，而这种压迫属于持续性的，所以越是孕晚期小便的次数会越多就是这个道理。

新生儿的膀胱容量仅为成人的1/10，一般正常成年人的膀胱平均容量为400毫升（350～500毫升），最大容量可达800毫升，这已经是红色警戒线的容量。女性容量小于男性，随着年龄增长膀胱的肌张力逐渐降低而导致容量增大。其实当膀胱容纳至 500 毫升的尿液时，此时由于膀胱壁的紧张而造成疼痛，并会让人有着急迫的尿意，可能还会同时引起肚脐以下，会阴及阴茎皮肤的疼痛。

人每天排出的尿量有时候差距会较大，少的时候可能只有约 500 毫升，多的时候约达 7000 毫升，但是正常情况下 24 小时排尿量 1000～2000 毫升，平均约 1500 毫升。但是人体排出水分有三大途径，除了尿液，还有呼吸和汗腺排出。比如炎热的夏天排汗量增加，尿液会自然下降，反之寒冷的环境尿量会增加；又如教师这个职业，每天的"口水"排出量也是不可小觑的。但是人体的生理规律会使我们夜晚的尿量只相当于白天的 1/4。

正常人排尿后都会有明显的"如释重负"的轻松感，如果排尿后感到膀胱内仍有尿液未排出则称为尿不尽感。发生的原因有：①有剩余尿存在；②尿已排空，但逼尿肌持续性收缩、膀胱内压持续升高；③膀胱敏感度增加，如膀胱炎、原发性膀胱敏感。应查明原因做针对性的处理。

正常的成人夜间排尿次数一般少于 2 次，如果夜间排尿次数突然增多，那可能就有泌尿疾病的隐患了。一般充血性心力衰竭及末梢水肿患者、前列腺增生患者容易发生夜尿次数增多。

平时每天的排尿一定会有多有少，如果 24 小时尿量小于 400 毫升，称为少尿。肾前性、肾性及肾后性原因均可引起少尿，如果是突发性的少尿，可能是肾功能衰竭的重要标志。主要见于严重脱水、梗阻、休克、肾功能不全等；如果 24 小时尿量小于 100 毫升，称为无尿。主要见于严重的肾功能不全及双侧输尿管完全性梗阻等；如果 24 小时尿量大于 2000 毫升，称为多尿，正常人饮水过多可引起暂时性多尿，长期多尿则可能是糖尿病等。

所以平时多喝水，也要养成勤排尿的习惯，不要等到憋得不行了才去排尿，我们可以打趣的来了解一下，人在不同的年龄阶段对膀胱尿液的承受能力：从生理上看，所谓幼稚，就是既憋不住尿又憋不住话；所谓不够成熟，就是只能憋得住尿，却憋不住话；所谓成熟，就是既憋得住尿，又憋得住话；所谓衰老，就是憋得住话，却憋不住尿。

人体的下水管道——输尿管

在人体中有很多输送管道，比如输送卵子的管道称输卵管，输送精子的管道称输精管，输送尿液的管道称输尿管。他们共同的特点都是狭长的管道，起着承上启下的作用，让器官排出的物质能够通过管道移动到另一个器官。

输尿管是专门输送由肾脏排出的尿液，然后另一端接在膀胱（暂时储存尿液的器官）。它和肾脏的位置关系就像是气球上系着绳子。输尿管其实是肌肉组织，只是这里的肌肉不能通过我们的意识来控制，完全通过自主调节。人体的输尿管是一个长约25～30厘米的肌性管道，运动的调节属于蠕动性的，就像蚯蚓的爬行，每分钟约蠕动2～10次，平均约为3～4次，收缩的时间约为2～3秒，松弛的时间约为 1～3 秒。壁厚腔小，经过测量输尿管的外围管径约为 0.5～0.7 厘米，而内径仅为 0.2～0.3 厘米，狭窄处会更小，管腔就像自动铅笔芯那么大。当尿液源源不断从肾脏产生的时候，它会以 10～30 秒的节律进行蠕动，每分钟通过输尿管的尿量为 8 毫升，将尿液输送进膀胱，但到了夜晚，这种节律会比白天慢，相当于白天节律的 1/3，因为这样就可以保证我们每晚充足的睡眠了。

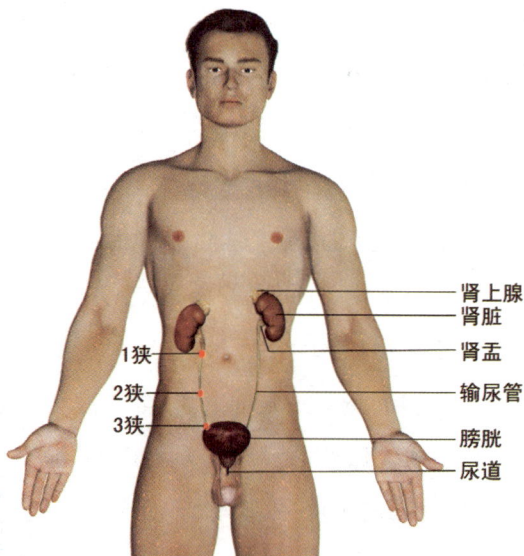

肾上腺
肾脏
肾盂
输尿管
膀胱
尿道

1狭
2狭
3狭

输尿管上附着着很多的神经纤维，如果出

现过度扩张或者肌肉痉挛都可以引起极强的疼痛感，在临床上称为肾绞痛（其实并不是肾脏的问题，而是输尿管），而且这种间歇性的疼痛，往往会让患者无法忍受，套用一句当下流行的话"超级无敌霹雳痛"，如果输尿管结石，这个小"石头"会随着输尿管的蠕动向下游走，这样会引起医学上称为的"牵涉痛"，疼痛的范围可以从腰部放射到大腿的根部、前上部、阴囊（或女性的大阴唇），并可发生反射性的睾丸上提。

人体排尿终端——尿道

尿道是人体排尿的终端结构，从膀胱流出来的尿液正是经过了这条小道流出人体之外。在解剖学中，男、女尿道存在明显，从形态上：男性尿道细、长、斜，成人男性尿道长达 16～22 厘米，管径平均 5～7 毫米；女性尿道短、粗、直，成人女性尿道长约 3～5 厘米，管径约 6 毫米。而从功能上男性尿道不但能够排出尿液，而且兼具排出精液的功能，属于具有双重功能的管道。而女性尿道为单纯性的排尿器官。

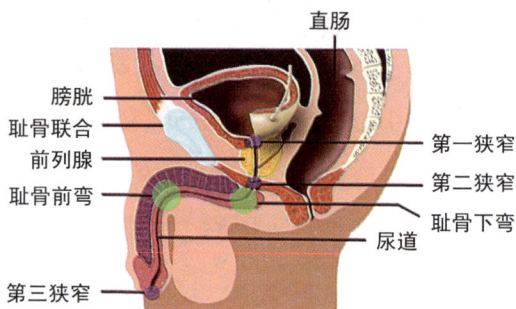

直肠

膀胱
耻骨联合
前列腺
耻骨前弯

第一狭窄
第二狭窄
耻骨下弯
尿道

第三狭窄

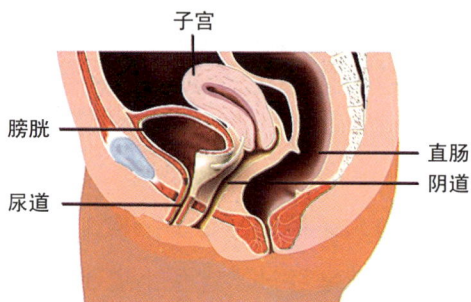

子宫

膀胱

尿道

直肠
阴道

尿道的长度计算是从起点，即膀胱下端的尿道内口，到排出尿液的最末端尿道外口的长度。

男性尿道有"332"结构，即 3 个狭窄、3

个扩张、2个弯曲。3个狭窄分别位于尿道内口、尿道膜部、尿道外口，其中以尿道外口最为狭窄。尿道的结石往往就容易卡在这些狭窄的部位从而引起疼痛。3个扩张的部位分别是尿道的前列腺部，尿道球部和紧邻尿道外口的舟状窝。当阴茎松弛的时候，男性尿道会出现2个弯曲，以耻骨联合为参照，前方的称为耻骨前弯，下方的为耻骨下弯，从整体看像"S"。耻骨下弯是恒定的属于固定部，而耻骨前弯在阴茎勃起的时候或者将阴茎人为上提的时候，此弯曲可以变直。在临床上导尿和进行膀胱镜检查时这些重要的男性尿道生理结构都是需要注意的解剖学要点，应该顺着弯曲轻柔的插入，切忌暴力操作。

由于女性尿道紧邻阴道，而阴道后方又是肛门。所以女性对于自己的会阴部的保洁是非常重要的，坚持2～3小时排尿1次，平时多喝些水。尤其是性生活过后，应该及时去冲洗和排尿，这样有助于防止细菌的感染。在炎热的天气里要更加注意这方面的保健知识。

孕育子女的宫殿——子宫

　　子宫，一个孕育子女的器官，应该很多人都不会陌生，因为这个地方是所有人曾经住过的一栋"小房子"，所以这是真正的育婴房，子宫是空腔的肌性器官。没有怀孕的时候子宫全长约为 7.5 厘米，宽约 5 厘米，厚约 2.5 厘米，重量仅为 30～40 克。到了孕晚期子宫的长度可达 35 厘米，宽可达 25 厘米，厚度约 0.5～1 厘米，重量可以增加原来 20 倍，达 1 公斤，增加的重量主要是来源于血管的增加和子宫肌纤维的增粗。体积可以增加原来的 500 倍，可谓神奇。因为子宫哺育的对象是一个我们肉眼都很难见到的受精卵，就像针尖大小，经过长达 10 个月的精心调喂成一个拥有数以万亿计的细胞构筑体"人体"。

　　子宫的形状就像一个倒立放置的鸭梨，最上端称为子宫底，就像山坡一样，两侧延伸出去的就是输卵管，中部为子宫体，这里就是孕育胎儿的场所，下部为子宫颈，直通女性阴道。

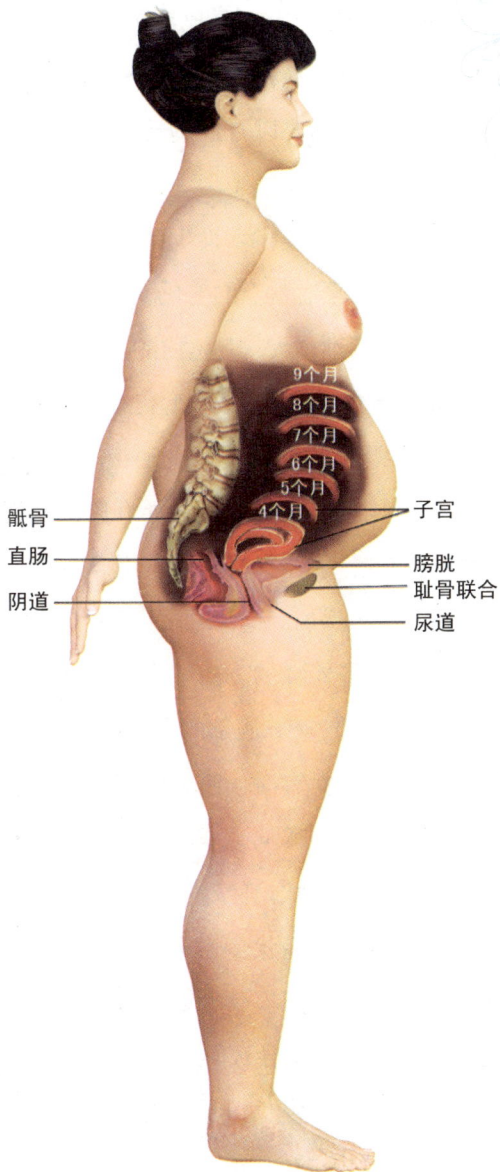

9个月
8个月
7个月
6个月
5个月
4个月
骶骨
直肠
阴道
子宫
膀胱
耻骨联合
尿道

生命的诞生，其实要比我们任何人想象的都复杂，要想让受精卵安全的在子宫安营扎寨，子宫每个月都要以月经的形式来筹备迎接着新生命的来临。

当孕晚期的时候，女性生殖系统和腹部诸多结构会有很多形态学上的变化。子宫会随着胎儿的发育，而逐渐增大，骨盆内的器官和周边结构为了适应分娩也会发生较大变化，任何的变化都是为了可以更加顺利地让胎儿通过产道。如在怀孕 16～20 周的时候子宫底开始和腹前壁慢慢地接触，在孕晚期的时候，子宫的增大必然会导致腹腔内的压力增加，这个时候我们就看见母亲的肚脐很多都是外翻的。由于腹壁的牵拉以及激素的作用，会使孕妇腹部的皮肤出现妊娠纹。

孕晚期的妇女有时候睡觉的姿势也是有讲究的，如果仰卧位睡觉，增大的子宫会容易压迫主动脉和下腔静脉，使这两个大血管的血流减少，此时典型的症状多为恶心，眩晕，有时也会影响胎盘的血流。孕晚期尿量增加是因为膀胱受到压力增加所导致的。

因为随着胎儿生长，子宫慢慢地就会越过骨盆，在第 12 周的时候，一般可在耻骨联合的上方触摸到子宫，相当于肚脐的水平，在 36 周的时候，相当于剑突水平。但人体的任何器官或结构都有着个体差异，所以这种自测的方法现在已经渐渐地被淘汰了。但是随着影像科技的发展，超声影像不但可以推算孕期还可以及早发现胎儿畸形。

胎盘其实就是胎儿的生命维护器，任何通过母体转移给胎儿的物质，都要经过其严格的安检，因此胎盘的结构就形成了嫁接在母亲和胎儿血液之间的屏障体系，此屏障只会允许水、氧气、激素和其他营养物质由母亲转运给胎儿，反之胎儿的一些分泌产物会转运给母亲。在这个怀孕的时间段中，胎盘和胎儿都会随着时间的推移而逐渐长大，胎盘无论从表面积还是厚度都会有明显的增加，当初从受精卵分离出来的时候只是一小片，如果是足月的胎盘直径可达 15～22 厘米，平均重量在 200～800 克，体积在 200～950 毫升，厚度 10～40 毫米。

附着在胎盘近中央位置的一条管道，我们称为脐带，号称"生命线"，长度在 12～120 厘米之间。在"生命线"中，有 3 个管道，其中 2 个为脐动脉，1 个为脐静脉，脐动脉主要将胎儿排出的废料转移出胎盘，再由胎盘转移给母亲，然后由母亲的器官来进行处理，所以说胎儿时期的孕妇就在不知不觉中履行着一位母亲的职责。脐静脉则负责将母亲的具有氧气和营养价值的血液通过胎盘转送给胎儿，有时候打趣的比喻脐带是胎儿的第一个玩具。

关于双胞胎和多胞胎，并不是两个精子进入同一个卵子而出现双胞胎，实际上是受精卵在初次分裂的时候形成了两个卵裂球，也就是说由一个受精卵发育成两个胎儿的现象，简称为单卵双生，有时也称为真孪生，一般这样的胎儿性别相同，出生之后无论是相貌还是体质都很相近。反之，对应的就是假孪生，因为有时候女性可以同时排放两个卵子并且同时受精，医学上称为双卵双生，这样的胎儿他们的性别可以不同，相貌和体质也会不一样，其实和兄弟姐妹差不多，只不过是选择了在同一时间、同一地点完成了生命的诞生。

全世界的母亲都可以作证，怀孕绝不是容易的事，但为什么会衍生出这种既痛苦又危险的繁殖方式呢？那是因为我们要为开发出发达的大脑而不得不付出的代价。

卵子孵化基地——卵巢

卵巢是成对的女性生殖腺，和男性的睾丸属于同源器官。借助固定装置悬吊在子宫的两侧，输卵管的下面。在活体，卵巢是灰红色的，在未排卵之前其表面光滑，但随着青春期的到来，开始排卵之后，由于内部分泌的黄体退化，卵巢的表面就会形成瘢痕样的遗迹，所以这些瘢痕见证了卵巢的经历。卵巢从出生到10岁的时候，生长都比较缓慢，12～13岁的时候生长发育开始变得快速，13～14岁开始发育成熟，35～40岁开始缩小，到了40～50岁开始慢慢的萎缩。

卵巢的大小并没有我们想象的那么大，重量约在3～4g，在第一次月经之前，体积约有3立方厘米。成人的卵巢长约有3厘米，宽约1.5厘米，厚约1厘米，体积约为6立方厘米。如果用超声波测量体积会比这个值大，生殖器官成熟的情况下约为11立方厘米；但是女性经过更年期之后，体积会有 6 立方厘米。

卵巢分泌的卵泡，在人体中要孕育 12 ~ 14 天才可以成熟，一般在出生的时候，卵巢内约有 200 万个卵泡，但是随着年龄的增长，到了青春期只剩下 4 万个，但是这么庞大的基数，却只有 20 个左右卵泡在发育，而且每个卵巢每个月只允许 1 个卵子排出。可见卵巢对于卵子的严格把关已经到了非常严谨的程度。按照这样的时间推算，排卵往往在月经前 14 天左右，每次排出 1 个，而且两侧卵巢互相交替，井然有序，一生中 1 位女性一共可以排出约 400 ~ 500 个卵子。卵巢的位置和输卵管紧紧相邻，但是排出的卵子却位于输卵管之外，按照人体的规律，卵子必须要进入输卵管方可有机会完成受精，这个过程目前有很多的学说，但是主流学说认为输卵管末端的输卵管伞起到很重要的作用，输卵管伞就像一个慈爱的大手紧紧的贴着卵巢，当卵巢有什么动静，它会第一时间捕捉，而且非常精准。所以卵子从卵巢排出几分钟，就可以顺利地进入输卵管，并且非常快速的通过输卵管内的纤毛把其推进到输卵管的壶腹。卵子在这个部位一般会停留2~3天的时间，等待着"白马王子"精子的到来，如果在此处完成了精卵结合，那么受精卵进入子宫安营扎寨的时间也要3~4天。

卵巢的位置也会出现变化，比如怀孕的妈妈，卵巢一般移位之后不会再回到原来的位置。

孕育生命的另一半——睾丸和附睾

睾丸属于男性的生殖腺，是精子的发源地，位于阴囊内，左、右各1个，成人睾丸长约4~5厘米，厚约1~2厘米，宽约2~3厘米。呈扁卵圆形，灰白色。约85%的男性两个睾丸的高度并不等同，左侧略低于右侧1厘米。成人的每个睾丸重量约10~15克，新生儿的睾丸相对会较大一些。睾丸生长是一个曲线形生长模式，在性成熟之前发育一般是较缓慢的，随着性成熟迅速生长，到了50岁之后随着性功能衰退而萎缩变小。

在睾丸的表面有一层厚厚的盔甲，称为白膜。睾丸内容物，绝不是像我们想象的那么简单，里边布满了盘曲的小管，称为精曲小管，数量在 400~800 条。这就是真正的精子加工厂，生产出来的精子，就会源源不断地经过输送管道精直小管进入附睾，精子的形成是一个连续性的过程，且持续 74 天，当中任何阶段受到影响，都会减低精子的品质和数量。常见的因素如下：营养不均衡（尤其是锌的缺乏），感染，睾丸温度过高（泡温泉、穿过紧的裤子、长时间久坐），荷尔蒙药物的使用，抽烟，喝酒，放射线；生活作息不正常，压力，接触有机毒物等。

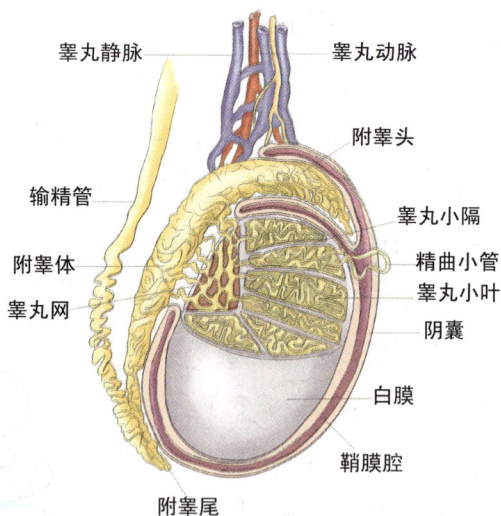

睾丸静脉
睾丸动脉
附睾头
输精管
睾丸小隔
附睾体
精曲小管
睾丸网
睾丸小叶
阴囊
白膜
鞘膜腔
附睾尾

男性睾丸其实在胎儿时期并不在阴囊内，而是在腹腔内，随着孕期的推移睾丸开始由腹腔慢慢地向阴囊移动，胚胎 3 个月时睾丸下降至髂窝，7 个月时沿腹股沟管下降，8 个月时紧邻腹股沟外口，9 个月时下降至阴囊。因此出生时应该位于阴囊内，如果没有位于阴囊内在医学上称为隐睾，要及时治疗，以降到阴囊。

这个迁徙的过程很值得研究，因为睾丸是精子的发源地，只有温度稍低的时候才是睾丸活动最适宜的，所以睾丸对温度的要求很高，因为对精子保鲜作用还是有必要的。一般阴囊内的温度要比腹腔的温度低 1~2 度。

其实能够控制睾丸温度，当属阴囊内一层叫做肉膜的结构。它可以提升和下降阴囊，以保证睾丸的温度。比如天冷的时候，提升睾丸让其靠近腹腔以取暖，反之下降睾丸让其远离腹腔以纳凉。但是外界的冷，并不是让睾丸提升的唯一原因，如在恐惧、愤怒、性兴奋等刺激的状态下也会让睾丸提升。尤其当性兴奋的时候睾丸会比原来大 1~2 倍。

男性的性能力是相当活跃的，睾丸每分

钟可以生产 3000 个精子，一次射精可达到 3 亿到 5 亿个，睾丸一生产生精子约 1 万亿。精液由精子和精浆组成，精子来自睾丸，而精浆包括前列腺液、精囊液和尿道球腺液。精囊液约占精浆成分的一半，其中重要的成分就是果糖，它是维持精子生存重要的营养素。

精液正常的颜色为乳白色，偶尔也会出现黄色。如果精液呈现血红色，建议及时就医。精液的 pH 值为碱性，而女性阴道内的环境为酸性。其实精子看似数量庞大，但最终能进入子宫的其实并不多，大概有几百万个。精子在女性生殖道内存活时间：性交之后 2 小时，90% 死亡；精子在宫颈处的存活时间：3 天之后，就没有活的了。但有时有些"体格健壮"的个别精子存活时间则特别长，精子在输卵管内的存活时间：35 天后有时仍有活精子。

世界卫生组织最新的数据显示，全球男性精子无论浓度或活力，均较 10 年前下降 25% ～ 36%，头尾比例正常的完美精子愈来愈少，60% 不育个案涉及精子的不同程度问题。生活习惯和环境污染是令精子质量变差的元兇。

男子每次射出的精液约有 2~5 毫升，如果长久未射，可能会比正常精液量大出 1~3 倍。其实射精的过程是一个断续的过程，貌似痉挛的感觉要 3~4 次，每次间隔平均 1 秒左右。

附睾就像一个弯弯的月亮，紧紧贴附在睾丸的上端后面，睾丸会把自己生产的精子经过输出的小管道进入附睾，附睾内部同睾丸内部的形态很相似，由大量迂曲盘绕的小管道构成，如果小管道合成一条附睾管长度可达 5~7 米。这里是精子的暂时存储器官，由附睾分泌的附睾液来喂养精子，促进精子的进一步成熟。所以睾丸是"生精"，而附睾是"成精"。

世界最好的动力泵——心脏

心脏是一个中空性的肌性纤维器官，国

人成年男性心脏重量约为 284±50 克，女性约为 258±49 克。但是心脏的重量会因为年龄、身高、体重和体力活动等因素不同而出现差异。

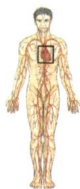

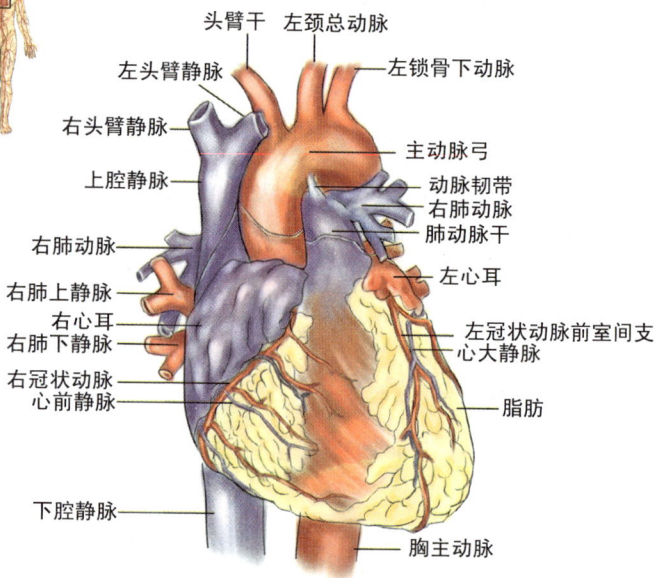

头臂干　左颈总动脉

左头臂静脉　　左锁骨下动脉

右头臂静脉　　主动脉弓

上腔静脉　　动脉韧带

右肺动脉　　肺动脉干

右肺上静脉　　左心耳

右心耳　　左冠状动脉前室间支

右肺下静脉　　心大静脉

右冠状动脉　　脂肪

心前静脉

下腔静脉　　胸主动脉

心脏的大小要稍大于本人的拳头，正常的心脏每分钟跳动 60~100 次。

心脏是一个生命不息，运动不止的强力泵。心腔内的体积会随着年龄的变化而产生变化，如新生儿约为 17 毫升，4～12 个月约为 32 毫升，2 岁时约为 44 毫升，7 岁时约为 94 毫升，14 岁时约为 143 毫升，18 岁时约为 190 毫升。

心脏是一个可以自我跳动的器官，其实这个器官的启动装置就是心脏跳动的司令部"窦房结"，心跳信号正是由此发出。心脏还有一个仅次于"窦房结"的装置，称为"房室结"，房室结不但可以接受窦房结传进来的电信号，重要的是它可以将电信号延搁，从而保证心房和心室不会在同一时间兴奋，如果同时兴奋那就麻烦了，心房是先收缩的，将其血液输送到心室，这样心室再收缩才能把血液输送给动脉。所以心脏能够跳动是电信号的作用。

心脏这么兢兢业业的工作哪里来的那么多能量呢？其实心脏有着丰富的营养供给，如游离脂肪酸，是人空腹状态下心肌的主要能量来源；葡萄糖，生命必需的营养物质；乳酸，酮体，氨基酸等。举个例子，如果把人的心脏拿出来，心肌内的糖原可以让心脏继续跳动 4 分钟。心肌运动过程中消耗的氧量，只有 15%～20% 用于其本身的代谢，60%～80% 用于心脏本身的收缩和舒张，只有不足 1% 用于心肌电的活动。所以，心脏是一个非常节能的器官，几乎 3/4 的能量都用在暂时储存血液和射出血液的工作中。

心脏内部有 4 个腔隙，2 房 2 室，即右心房、右心室、左心房、左心室。心脏也有非常重要的 4 个瓣膜，他们控制着血流的流向，即三尖瓣、二尖瓣、主动脉瓣、肺动脉瓣。人体的血液在体内能够流动，属于两套循环体系。一套称为体循环，起自于左心室，通过收缩把富含氧气和营养物质的动脉血输送到全身各个角落，再通过每个器官或结构终端的毛细血管进入到静脉，级级回流最终汇聚称为 2 个大静脉回到右心房，由于行程较长，我们又把这样的循环称为大循环，此循环一周约耗时 25~40 秒。其实这种循环主要起到的作用就是满足器官的氧耗和营养需求。当器官"酒足饭饱"之后，代谢出的一些废物或吸收的营养物质就由毛细血管静脉端吸收。另一套称为肺循环，起自右心室，将暗红色的静脉血通过肺动脉输送到肺脏的表面，经过气体交换，将这些静脉血转换为既富含氧气又富含营养物质的动脉血，进入左心房，由于行程较短，所以又称为小循环，此循环一周耗时约 3～6 秒。这种循环主要起到换气的作用。

冠心病其实就是冠状动脉粥样硬化性心脏病，就是血液中的脂质物质逐渐的粘附于光滑的血管内壁上，时间久了，越积越多就会导致血流的受阻，引发心肌缺血，诱发心绞痛。常见的原因有：高血压、高血脂、肥胖、吸烟、饮酒、缺乏锻炼、糖尿病、高盐饮食等，都是我们生活中常见的因素。

人体的生命线——血管

人的血管可谓是人体中重要的生命输送线，如果把全身的血管都显露出来，人体看上去就像一个有无数个根须样的树根，由于里边流淌着血液，更像是纵横交错的河流分布于我们身体的每个角落。目前对血管长度的统计在9 万～12 万千米，可以绕地球赤道 2～3 圈。

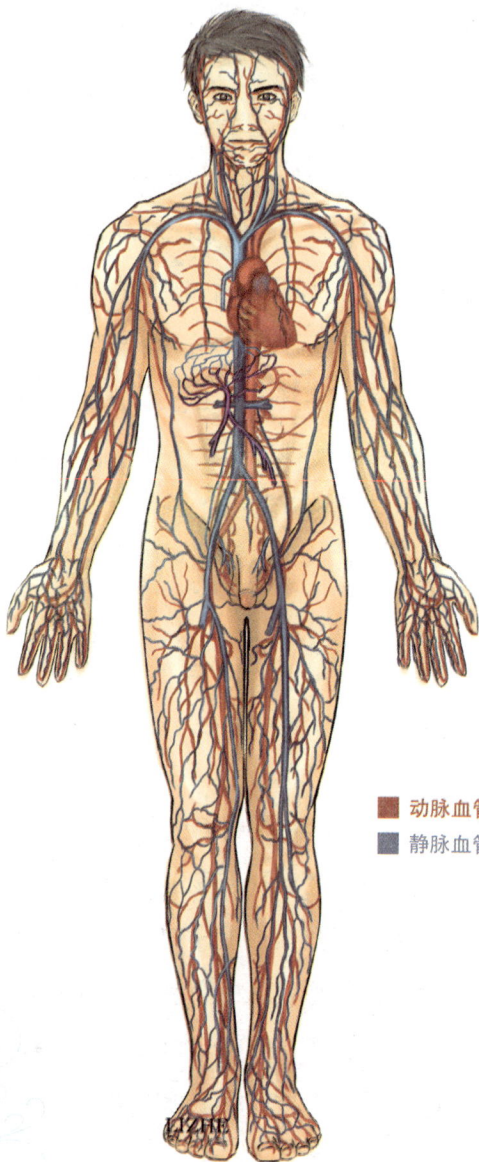

动脉血管
静脉血管

　　血管只是一个统称而已，具体可分为动脉、静脉、毛细血管。动脉的弹性和管壁的厚度都要优于静脉，所以动脉会有明显的波形传导，如我们动脉的搏动和心跳是保持一致的，其实仅凭心脏一己之力是无法完成远距离的传导，心脏只是为血液的流动提供了原始动力，剩下的动力传导就要由血管完成了，这方面的工作动脉表现得尤为出色。但是动脉的数量要少于静脉的数量，因为人体组织和器官消耗的代谢废物很多都要被静脉收纳，而静脉是向心流动的血管，所以血流缓慢，这样为了满足大量的静脉血有地方储存，所以在数量级别上就保证多而密集，所以静脉有容量血管之称。静脉血的回流单凭自己的力量不易到达心脏，周边肌肉对静脉的帮助起到了关键作用。

　　同时为了保证血流的单向性，在血管一些重要的位置都会设置一些关卡，可有效防止逆流的产生，如果这些关卡出现问题，关闭不全，严重者会造成阻塞，就好比红绿灯的失灵，这就是临床所说的静脉曲张，此时患者会感觉疼痛。

　　其实对于人类真正有生命意义当属毛细血

管，其余的管道都属于单纯的输送线，无论是我们肺脏的呼吸，还是食物的消化吸收，还是每个器官本身所需要的营养成分交换，都是必须在毛细血管完成的，所以它才是真正意义上的物质交换场所。毛细血管是极微细的血管，所以它还有一个好听的名字：微血管，管径约6~9微米，是管壁最薄的血管，嫁接在小动脉和小静脉之间形成交错的网状结构，毛细血管的数量级是很大的，厚度也只有一层细胞那么厚，因为这样非常有利于物质的交换，总滤过面积相当于体表面积的3650倍。所以我们的健康和毛细血管息息相关。但是我们人类中并不是全身每个角落都有毛细血管，如软骨、角膜、毛发上皮和牙釉质等就不存在毛细血管。但只有视网膜中是我们唯一可以看见毛细血管的人体部位。

人体"侦察兵"——眼睛

眼睛是人体五官中唯一可以感知光线信息

的器官，也是人类极其重要的感觉器官，在解剖学中称为视器，对于人类 70% ~ 80% 的外界信息都是来自我们这双眼睛，整个灵长类都是以视觉摄取信息为主。人的眼睛位于头部的正前方，不同于其他的禽类位于头部的两侧，其实人眼的视野并没有其他脊椎动物的视野宽阔，地面食草动物眼睛长在两侧有接近 360 度的全域视野，可以及时发现敌害，这对于逃避猎食者的捕杀显得尤为重要。但是这种视觉没有立体感，也没有重叠。人类是通过牺牲自己的视野来换取了立体视觉，这对于树上生活的灵长类动物也同样非常重要，因为这有助于对所运动的空间更加了解。这些功能总结为一句话，视觉用于通过感知一定距离的感觉，以激活人的警戒系统，使动物位于光线下或阴暗环境中的有利位置。因此视觉决定人的进、退、取、舍的行动。

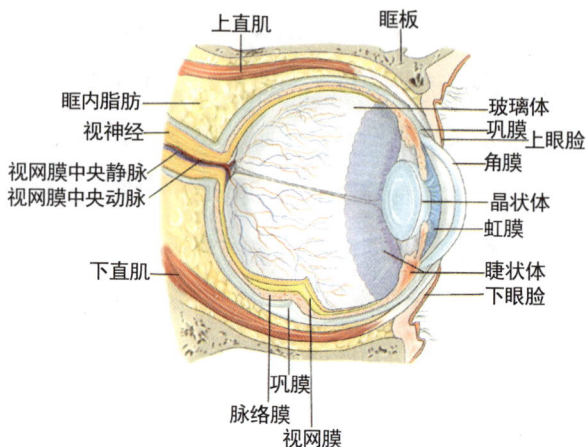

上直肌　　眶板
眶内脂肪
视神经
视网膜中央静脉
视网膜中央动脉
下直肌
玻璃体
巩膜　上眼脸
角膜
晶状体
虹膜
睫状体
下眼脸
巩膜
脉络膜
视网膜

注：此图是将眼睛分为左右两半来观察内部结构

　　人眼的直径大约有 2.5 厘米，眼睛的精密，几乎所有的比喻都像照相机，其实更像摄影机，因为人眼所看见周围的事物都是一个流动的状态。更有趣的是，这台精密仪器早在石器时代估计就有了。精密仪器可不是浪得虚名，位于人眼球最内面的视网膜，约有 1 亿 3700 万个细胞，将信息处理传入大脑的视觉中枢产生视觉。人的视觉要被两种细胞所传递，一种呈杆状的称为视杆细胞，数量约 1 亿 3000 万个，感受弱光和黑白影像，在夜间或者暗处看物体时起主要作用。一种呈锥状的称为视锥细胞，约有 700 万个，感受强光和彩色影像，在白天或者明亮处看物体时起到主要作用。这个数量级可以让我们无论什么时候，都可以同时处理约 150 万个信息。

眼球的容积约为 6.5 毫升，重量约 7 克。整个眼球壁由 3 层结构封闭。第一层为外膜，由巩膜和角膜构成；第二层为中膜，从前向后依次为虹膜、睫状体和脉络膜；第三层为内膜，由视网膜构成。

巩膜呈乳白色或瓷白色，通俗的叫法为眼白，是维持人眼球外形重要的结构，因其致密坚固而得名，最厚处可达 1 毫米。

角膜位于眼外膜的前面，是一个向前突出无色透明的膜性结构。在显微镜下角膜可以分出 5 层。角膜的表面积约占外膜的前 1/6，新生儿约为 102 平方毫米，成人约为 138 平方毫米。角膜没有血管分布，但是有丰富的神经，由角膜边缘进入角膜的神经有 70 ~ 80 支，所以当角膜发生炎症的时候，患者感觉到剧烈的疼痛。

对于所有哺乳类动物，只有人才会不停地流眼泪。可以说这是一个奇迹。我们每眨 1 次眼睛，就会把从泪腺分泌出的含有抗菌成分的泪液均匀地涂抹在眼球的表面，就好像给眼球洗脸一样。

　　眼睛里的黑洞称为瞳孔，可以调控外界光线进入眼睛的量。直径平均为2.5～4毫米，最小可缩小至1.5毫米，最大可扩大至8毫米。两眼的差异小于0.25毫米。两侧眼球瞳孔的距离，男性60.9±0.18毫米，女性58.3±0.13毫米。瞳孔是光线进入眼睛内部的唯一通道，而且是一个全自动的光圈，当处于暗处时，可自动放大尽可能地将让外界光线多进入眼睛；反之，则保护眼睛减少外界光线的进入。瞳孔的自动缩放是由其周边具有颜色的虹膜所调控，这种调控是通过肌肉完成的，能让瞳孔扩大的肌肉称为瞳孔开大肌，能让瞳孔缩小的肌肉称为瞳孔括约肌，这两个肌肉不受我们主观意识所控制，极度收缩时小于1毫米，而极度扩张时可大于9毫米。除了调节光线的功能之外，情绪的波动在瞳孔表现得也淋漓尽致，如当我们看见自己喜欢的事物时，瞳孔就会放大，如遇到不喜欢或讨厌的事物，瞳孔就会缩小。

　　瞳孔除了调节光线入眼，根据心理学研究

还能反映出人的一些心理活动。

（1）研究表明，当人努力思考时，瞳孔就会变大。如果给实验者连续越来越难的题目时，研究者观察到受试者的瞳孔会变得越来越大。

（2）当人们接受的信息超过大脑负荷的125%时，受试者的瞳孔会缩小。

（3）当人们对新事物比较感兴趣的时候，瞳孔也会出现放大，但如果持续感兴趣瞳孔就会缩小。

（4）当人们遇到震惊的事情或恐怖事情瞳孔会变大，但也会很快缩小。

（5）当大脑损伤或者眼睛局部损伤，医生总会拿着一个电筒照射患者的眼睛，目的就是看瞳孔是否有对光反射，是否双侧等大、等圆。

虹膜的颜色是有种族差别的，因其内含色素决定眼睛的颜色，人类虹膜中最常见的颜色是褐色（含黑褐色和棕色），因为虹膜含有大量黑色素，深褐色虹膜看起来像黑色。褐色虹膜被认为是人类虹膜的显性基因，但最近的研究认为这不一定正确。北欧人（如冰岛人、芬兰人和拉脱维亚人）约 80% 以上为蓝色眼睛，另外还有绿色、灰色和琥珀色。这里需要解释的是，蓝眼睛并不是虹膜内有蓝色的色素，而是色素较少罢了，所以光亮夺眼的眼睛只是缺乏黑色素的原因，蓝眼睛是会随着年龄而变化的，一般白种人生下来的婴儿都是蓝眼睛，随着年龄增长虹膜表面就会形成很多的黑色素，会使当初的蓝眼睛越变越黑，只有少部分人保持着小时候的蓝眼睛。

我们都知道指纹是人体独特识别标志，其实人眼中的虹膜也是最独特的结构之一，它包含了最丰富的纹理信息。虹膜识别是各种生物特征识别方法中错误率最低的，识别方式相对于指纹、手形等需要接触感知的生物特征更加干净卫生，不会污损成像装置，影响其他人的识别。虹膜识别技术是利用人眼虹膜终身不变性和个体差异性的特点来进行身份鉴别的 1 项高新技术，它采用光学手段，非接触采集虹膜图像，通过计算机图像处理技术对采集到的虹膜图像进行识别、存储，误识率为一百二十万分之一。目前世界上还没有发现虹膜特征重复的案例。

在眼睛中膜还有一层称为脉络膜，此膜是眼睛的餐厅，因为它薄而富有血管，而血管则是眼球营养的重要来源，由于此膜有色素的存在，可以有效地防止光线经过巩膜到达视网膜，并且可以有效地吸收穿过视网膜的光，所以眼内的暗室效应，此膜起到了至关重要的作用。

在眼睛内真正能够感光的是视网膜，视网膜有视杆细胞 110 百万 ~ 125 百万个，视锥细胞 6.3 百万 ~ 6.8 百万个，视锥细胞的密度在黄斑中心凹处为 147300 个 / 平方毫米，离黄斑中央凹越远细胞数量越少。

高度近视（大于 600 度）不宜献血，因为献血时血压有轻微变化，引起眼球常轴变长，脉络膜被拉得更细，血管痉挛，眼睛处于充血状态，可能会引起眼部供血不足，导致视力下降。一般高度近视都会伴有眼底病变，如果在大量失血的情况下会导致视网膜脱落。为了保证献血者的安全，高度近视者建议不要献血。

人的睫毛为眼睛提供上下两道防护，而且当我们闭眼的时候上、下两排睫毛并不交织在一起，由于睫毛的毛囊有着丰富的神经，所以睫毛对外界的触碰非常敏感，可引起闭眼反射，起到保护眼睛的作用。但睫毛有一个特色，就是不会像头发和其他部位的浓密体毛随着年龄而变白，每只眼睛约有 200 根睫毛，上睑睫毛多而长约有 100～150 根，而下睑睫毛短而少约有 50～75 根。睫毛的寿命一般在 3～5 个月，和眉毛的寿命相同。

听声音辨方向——耳朵

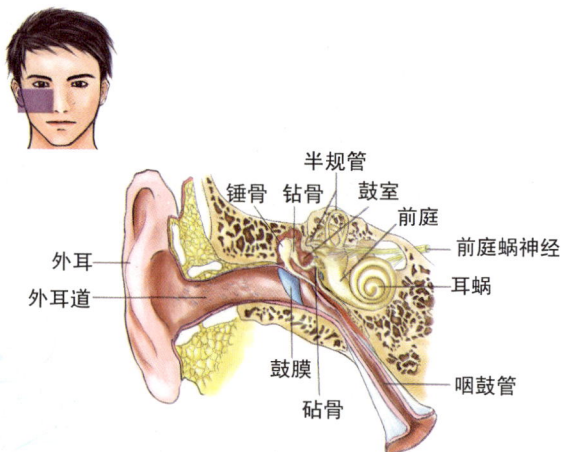

半规管
锤骨　钻骨　鼓室
前庭
前庭蜗神经
外耳
外耳道
耳蜗
鼓膜
砧骨
咽鼓管

耳朵在解剖学中被称作前庭蜗器，对于人类，外耳是一个终生都在生长的器官，但是不要担心，我们不会变成"八戒"。其实我们仔细观察一下周围的老年人，尤其是男性，他们的耳朵都是比年轻的时候大。

耳朵的外形是由软骨搭建，这是进化赋予很多动物特有的优势，假想如果我们的耳朵像身体其他部位硬骨一样，估计每次睡觉醒来至少有一侧耳朵会骨折。

人类的耳朵不同于其他的动物，我们的耳朵本身活动的幅度不大，仔细观察一下周围可爱的宠物，他们的耳朵都是可以动的，虽然人类和动物有差别，但是对于功能相差无几。

人类的耳朵根据种系的发生、发育、结构和功能共分3个部分：外耳、中耳、内耳。外耳包括耳廓、外耳道和鼓膜。耳廓就像是镶嵌在头部两侧的屏风，负责收集外界的声波，可千万不要小看这两个像屏风一样的结构，如果没有了他们，我们的听力会大大地降低，耳廓看上去并不是一马平川，表面有很多凸凹不平的小褶皱，这些褶皱对人的意义在于可以有效防止声音的扭曲，而且对于声音来源的定位，可能也起着重要的作用。

耳廓的主要结构：

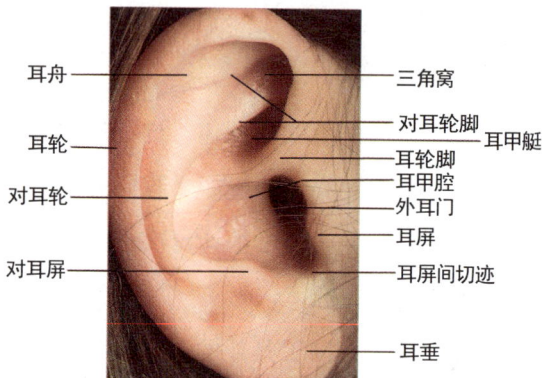

耳舟	三角窝
	对耳轮脚
耳轮	耳甲艇
	耳轮脚
对耳轮	耳甲腔
	外耳门
	耳屏
对耳屏	耳屏间切迹
	耳垂

　　① 耳垂：位于耳廓最下方无软骨，仅含脂肪和结缔组织，有丰富的神经和血管，是临床常用采血部位。

　　② 耳轮：耳廓外缘的卷起。

　　③ 耳轮脚：外耳门上方的突起。

　　④ 对耳轮：位于耳轮前方与其平行。

　　⑤ 对耳轮脚：对耳轮上方的分叉。

　　⑥ 三角窝：对耳轮脚之间的凹陷。

　　⑦ 耳舟：耳轮和对耳轮之间的狭长凹陷。

　　⑧ 耳甲：对耳轮前方的凹陷。

　　⑨ 耳甲艇：耳甲上方的凹陷。

⑩ 耳甲腔：耳甲下方的凹陷，通入外耳门。

⑪ 耳屏：耳甲腔的前方突起。

⑫ 对耳屏：对耳轮下端的突起。

在耳朵外边有一个洞口，解剖学称为外耳门，顺着洞口进去就是一个长约 2～2.5 厘米的外耳道，呈弯曲的"S"形，所以要将耳廓向后，向上牵拉，就可以让外耳道变直。其内表面的皮肤有这丰富的感觉神经末梢、皮脂腺、毛囊和耵聍腺，如此处发生感染，疼痛剧烈。外耳道的作用就是能够在一定程度上保持湿度，而湿度对于鼓膜的机械传导具有重要意义，外耳道的存在避免了外界损伤性因素对鼓膜的侵袭，例如：没有人可以用自己的手指触摸到自己的鼓膜，耳朵不会轻易的有虫子爬进去，那是因为在外耳道的边缘有很多的茸毛，可以将体积稍大的昆虫拒之门外，同时为了防止万一在外耳道内部还约有4000 条耳垢腺体分泌一种含有苦味昆虫不喜欢的液体，这种液体术语称为耵聍，也称为耳蜡。但是耵聍的性状是有人种差别的，如蒙古人和少部分的白人都是干的，而黑人和高加索人都是黏稠的。

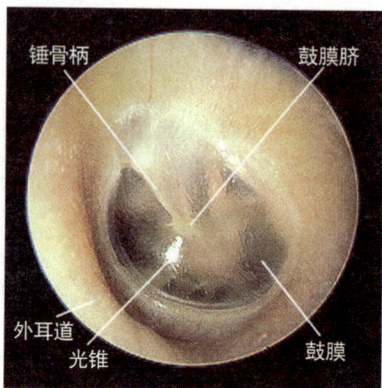

锤骨柄　　　　　　　　鼓膜脐

外耳道
光锥　　　　　　　　　鼓膜

　　鼓膜的命名就是因为很像平时那种乐器鼓上面的那层皮，看上去半透明，这个小小的膜性结构，对于声音的敏感程度是无法让人想象的，比如极其微弱音波只要能在鼓膜表面形成小于针尖数倍的凹陷，鼓膜都可以将其传导进入内耳，而且可以通过鼓室内的听骨链将声波的音量扩大20倍（但是由于声音频率的存在，很多人听力的差异很大）。被放大的声波信号就会进入一个像蜗牛贝壳的结构，解剖学称为耳蜗，在这个两圈半的耳蜗内集合着数以千计的神经细胞，将机械能传进来的声波通过其转换为神经冲动传导至我们的大脑。

　　而中耳就会把外耳收集到的声波以振动的形式加强传导，内耳将中耳传导进来的声音转换为神经冲动。所以声音传导实质上就是将机械能转换为电能的一个过程。人所能听见的声音频率在 20～20000 赫兹之间，有一个有趣的现象，就是我们头部、颈部血液循环的声音频率在这个范围之内，而人却无法感知到。

耳朵除了听声音之外，还有一个重要的功能就是能够分辨出声音传来的方向，动物辨别声音传来的方向往往是耳朵先动起来，而人辨别声音的方向往往要靠头部的旋转。

有的时候耳朵也和情感密不可分，如"面红耳赤"就说明当人情绪激动的时候，我们能够感知到耳朵会充血变红，主要是和人的交感神经兴奋相关。对于很多动物而言，耳朵还有"扇子"的作用，比如大象在炎热的时候就会扇动自己的耳朵来解暑。

我们多数人曾经都有过这样的经历：自己录完音，听起来怎么都不像自己的声音，而别人一听就知道是你的声音，其实那才是你真正的原声，为什么呢？那是因为声音进入耳朵有两个途径：①空气传导，为主要传导途径；②骨传导，通过口腔振动引起骨振动传入内耳。当我们自己说话时两个途径并行。

空气传导受环境影响，其能量会产生大量的衰减，其音色也会产生变迁，在到达其他人的耳朵时，要通过外耳、耳膜、中耳，最后进入内耳，此过程也会对声音的能量和音色产生影响。而通过骨传导的声音是经过喉管与耳朵之间的骨头直接到达内耳的，声音的能量和音色的衰减和变迁相对很小。

从空气传回耳朵的声音就是别人听到的我们自己的声音，但是从口腔传到我们内耳的声音别人就听不到了。于是，别人听到的声音和我们自己听到的声音不一样。因此，我们听录音机所放出来自己的声音，就等于别人所听到的声音，而不是自己一向听惯的声音了。

在人的每一个耳朵里边，都隐藏着一个形状酷似蜗牛壳的结构称为耳蜗，还有3个半圆形的结构，称半规管，通过中间的前庭连接起来，就是我们说的内耳。前庭和半规管组合起来，称为前庭系统，主管我们动态和静态的平衡。耳石感知定向加速度，耳石就是位于前庭的椭圆囊和球囊，椭圆囊与水平直线加速度有关，球囊与垂直加速度有关，均属于静态平衡。而人在空间中，要想保持很好的平衡，只有内耳是不够的，眼睛和肌肉是非常重要的一环。所以移动的过程中清晰的视觉是平衡的关键点。尤其是飞行员，对空间定位感的要求是非常高的。如果一旦剥夺了视觉来源信息或者模糊，很快就会发生迷失方向。

在外耳中还有一个很特别的结构称为达尔文结节（又名达尔文点）是人的耳轮后上部内缘的一个小突起，其表现有不同程度的差异，从没有痕迹到极明显的突起。经达尔文进行比较研究和探讨，认识到这一特征，相当于高等动物的耳尖部分，为人类进化过程中残留的痕迹器官之一。因此，后人就把这一特征叫做"达尔文结节"。